自信のある子を
育てる
お口の
トレーニング

山村昌弘 YAMAMURA MASAHIRO

幻冬舎MC

自信のある子を育てる
お口のトレーニング

はじめに

子育てに真摯に向き合っている親は、常に子どもの幸せを考えていると思います。子どもを塾や習い事に通わせる親には、周りの子よりも得意なことを見つけて自信をもってほしい、レベルの高い学校に進学してほしい、収入の安定した仕事や本人がやりたい職業に就いてほしいなど、子どもの将来のために能力を伸ばしてあげたいという思いがあるはずです。

また、わが子の顔立ちやスタイルといった外見を良くしてあげたいと願い、子どもに歯列矯正をさせたり普段の姿勢を細かくチェックしたりする親も少なくありません。

恋愛や企業の採用面接など人生のあらゆる場面において外見は重視され、整った顔立ちや清潔感のある見た目の人のほうが、そうでない人に比べ他者に好かれやすい傾向にあります。さらにダイエットや整形などで見た目が変わった人が、自分に自信をもてるようになり明るく前向きになったという話もよく聞きます。もちろん外見がすべてではありませんが、幸せな人生を歩むうえでは見た目が良いに越したことはないのです。

わが子のためにできる限りのことをしたいと思うのは、子どもの幸せを願う親として当然のことだと思います。そこで、そのような思いをもつ親にぜひ知ってほしいのが、口腔機能の発達の重要性です。

子どものなかには口呼吸をしていたり口をぽかんと開けていたりする子がいます。それらを気にする親はあまり多くないと思いますが、実は口呼吸やぽかん口などの癖は子どもの口腔機能が正しく発達していないサインです。

口腔機能がきちんと発達しないと子どもの成長に悪影響を及ぼします。顎《あご》が十分な大きさに育たなかったり歯並びや噛み合わせが悪かったりすると、学習能力や運動能力の発達にも良くない影響を与える可能性があります。それらは子どもの進学や就職の選択肢を狭めたり、自分に自信がもてなくなったりする要因になりかねません。また正しい呼吸ができないなどの理由から睡眠の質が低下する、噛み合わせの悪さが背骨の歪みにつながって姿勢が悪くなる、頭痛・肩こりに悩まされるようになる、太りやすくなる、アレルギー体質になるなど、健康面の問題も生じやすいです。

逆に口腔機能を正しく発達させると、整った顔立ちや高い学習・運動能力、健康な体を手に入れることができ、子どもは幸せな人生の一歩を踏み出せるのです。

私は2003年に歯科クリニックを開業し、これまでに約1万5000人の子どもの口の中をチェックし、子どもたちの口腔機能の発達をサポートしてきました。私のクリニックを訪れる子どもたちのなかには、受け口の子や笑うと歯茎が見えてしまうガミースマイル（笑ったときに歯茎が3ミリ以上見えること）の子など、乱れた歯並びのせいで他者に悪い印象を与えてしまっている子が多くいます。また一見きれいに歯が並んでいるように見えても、噛み合わせが悪かったり口の筋肉や舌をうまく使えなかったりして、正しい呼吸や嚥下《えんげ》（飲み込み）ができない、表情に乏しい、目の下にクマがあるといった問題を抱える子もいます。

私のクリニックでは、そのような子どもたちに対して「筋機能矯正」という口腔機たちのなかには、筋機能矯正を実践したことで目鼻立ちがはっきりして美しい顔立ちになったり、学習能力や運動能力が向上したり、睡眠の質が良くなり元気になったりと、良い変化が表れた子が多くいます。

顎の成長は10歳くらいで落ちついてきますが、それまでの生活習慣や口周りの筋肉・舌の使い方に問題があると正しく成長せず、歯並びや噛み合わせが悪くなります。子どもの歯並びが悪い場合、永久歯が生えそろってから歯列矯正をさせようと考える親は多いです。しかし一般的な歯列矯正は顎の大きさに合わせて歯の数や幅を調整し、きれいに並べるだけで、噛み合わせや呼吸、嚥下の仕方を改善することはできません。

一方筋機能矯正では顎の成長を促したり、呼吸や嚥下、舌の位置や使い方などの癖を改善したりと、口腔機能全体を正しい発達へと導きます。そのためきれいな歯並びだけでなく正しい噛み合わせや呼吸、嚥下の仕方を身につけることもできるのです。

実際に筋機能矯正によって整った顔立ちや高い能力、健康な体を手に入れた子どもを数多く見てきた経験から、私はこのトレーニングが塾や習い事よりも子どもにとってて有益なものであると確信しています。

本書では口腔機能の発達が子どもの成長に及ぼす影響や、正しい発達を促すために普段の生活で親が気をつけるべきこと、そして筋機能矯正のメリットやトレーニングの方法・注意点などをまとめています。子どもの将来の幸せを願う親にとって、本書が口腔機能の発達の重要性に気づくきっかけ、子育てをするうえでの参考になれば著者としてこれほどうれしいことはありません。

医療法人志朋会　やまむら総合歯科・矯正歯科　山村昌弘

目次

第2章

離乳食の食べさせ方、食事のときの座らせ方、抱っこの仕方……幼児期の誤った子育てが口腔機能の発達を阻害する

第3章

お口の癖を改善して、整った顔立ちや高い学習・運動能力、健康な体を手に入れる6歳から始める「筋機能矯正」とは

第4章

子どものやる気と、親・スタッフの連携がカギを握る筋機能矯正で行う口腔トレーニングと注意点

第5章

自信のある子を育てるために 虫歯だけでなく歯並びや噛み合わせにも 早い段階から目を向けよう

※本書で紹介する筋機能矯正治療は、オーティカ・インターナショナルのMyobrace®（マイオブレース）による治療を指します。

第1章

口呼吸、ぽかん口、ベロを出す……そんな癖には要注意！

口腔機能の発達が子どもの成長に影響を及ぼす

子どもの能力を向上させるための親の選択肢は多い

わが子の能力を伸ばすためにできる限りのことをしてあげたい——そう願うのは親の常で、そのためにさまざまなことを検討し、実際に行っていると思います。12歳以下の子どもがいる４１１人を対象に行った調査によると、子どもが習い事をしていると回答した家庭が92・９％にのぼりました。また、これから習い事を始めようと検討している家庭に理由を聞いた項目（複数回答）では、子どもが希望したから（28・０％）、子どもの好きなこと・得意なことだから（７・８％）といった子ども目線の回答に対し、将来的なスキルにつながるから（33・３％）、学校の授業で役に立つから（23・６％）、体力づくりや運動能力の向上になるから（18・０％）といった能力向上を期待する回答が多数を占めています（イオレ：２０２２年版『子どもの習い事に関するアンケート』）。

また、最近では小学生でも英検®の受験を目指す子どもが増えているそうです。こうした背景には、学校の勉強だけでは不十分と考える親が増えており、早期教育は親の義務という風潮もあると考えられます。

私自身も子をもつ親として、実にさまざまな習い事があり皆さんが力を入れていることに驚いていますが、習い事が人気になる背景には、生活環境の変化が大きく影響しているのではないかと思います。私たちが子どもの頃は外で駆け回り、どろんこになって遊んだりしていましたが、今の子どもたちには安全に思い切り遊ぶ機会も環境もありません。そのため子どもの体の発達を促し、興味や知的好奇心を刺激する習い事をさせてあげようと考えるのです。

人気の習い事としては水泳、音楽、英会話が男女とも上位に挙がっています。さらに近年ではタブレット端末を使った通信教育や実験教室、プログラミングなどが順位を上げてきており、費用をかけてでもわが子の集中力や脳機能の向上、論理性などを鍛えたいという親も増えていることがうかがえます。

いずれにしても、少子化が進むなか、わが子の能力向上のためにはお金も時間も惜しまずできるだけのことをしてあげたいという親が増えるのと同時に、習い事の選択肢も増えているのは間違いありません。

学習能力は口腔機能と密接に関係している

口腔機能というと聞きなれない言葉だと思いますが、これは食べ物を口に取り込む、噛む、口の中で移動させる、飲み込む、声を発するといった行為のほか、味覚、触覚、唾液の分泌などに関わり、私たちが生きていくうえで重要な役割を担う機能のことです。

虫歯のない健康な歯をもち、口腔機能を正しく発揮させることは、生命を維持し体を成長させるために重要であることはもちろんですが、実は学習能力にも良い影響を与えることが分かっています。

しかしながら、子どもの歯並びを気にする親は多いものの、子どもの能力向上のために口腔機能の発達の重要さに目を向ける親はまだ多くありません。

高齢で歯を失った人が認知症になりやすいという話を耳にした人もいるかと思います。東北大学大学院歯学研究科が１万３０００人以上の高齢者を対象に６年間調査した結果によると、口腔機能の低下が見られた人は見られない人より、認知機能低下のリスクが約10%も高いことが分かりました。しっかり噛む、舌で味わう、唾液を出す、言葉を発するといった口の機能は、脳を活性化させるうえで重要な役割を果たしているのです。具体的には、噛むことや話すことで顎や顔の筋肉と骨が刺激を受け、それが脳に伝わり脳細胞が活性化されます。

寝たきりになると認知症が進むのは、一日中、誰とも話さずぼーっと過ごし、流動食を食べ、口腔機能を使わないために脳に伝わる刺激が極端に減ることで、加速度的に認知機能が衰えていくからだといわれています。

口腔機能は使うことで顔や首の血流が良くなり、さらに脳内の血の巡りも良くなるため脳が活性化されます。その結果、思考力や記憶力の低下が抑えられるという仕組みです。ですから、多くの高齢者施設や病院が、認知症予防のために口を動かす運動や食べ物を飲み込む練習を、介護のなかに取り入れているのです。

子どもの場合もまったく同じです。口腔機能を正しく使える子は集中力や記憶力が良くなる傾向にあることは、私も多くの子どもの口の中や動きを見て実感しています。また、我慢強さややる気も、口腔機能が正しく使えるようになると向上する傾向が見られます。授業中の態度が良くなり、忘れ物やうっかりミスが減る子もいます。

やりたいことや好きなものを尋ねても、「特になにもない」と答えていた子が、口腔機能を改善したところ前向きになり「将来は○○になりたい！」と夢や目標をもち、努力を始めた例を私は数えきれないほど見てきています。

免疫力の低下や自律神経の乱れにもつながる

口腔機能がうまく使えていないと鼻ではなく口で呼吸するようになり、健康面でも大きな影響を及ぼします。最近では息盲《そくもう》という言葉も生まれるほど多くの子どもたちが口呼吸になってしまっています。本来、人の体は鼻で呼吸するようにできています。鼻からのどへつながる鼻腔《びこう》は、内部が短い毛と粘液で覆われ、鼻から吸い込んだ空気に含まれる小さなごみや細菌、ウイルス、化学物質などが鼻腔の奥に入らないように守る役割をしています。いわば肺に送られる前に鼻が空気清浄機のような働きをしているのです。

ところが口で呼吸をするとその役割をしてくれるものがありません。そのため、細菌やウイルスなど空気中の異物を直接取り込んでしまい、感染症にかかりやすくなったり、化学物質によるアレルギーを起こしたりしやすくなってしまいます。

また、鼻の奥の突き当たりにある上咽頭《じょういんとう》は、空気が肺に向かう最初の入り口です。この上咽頭も空気清浄機のような役割を果たすフィルターになっているのですが、そのほかにも冷たく乾いた空気を温め湿らせてから体内に送り、気管支や肺に余計な負担をかけないという役割をもっています。口呼吸の場合にはここを空気が通らないため冷たく乾いたままの空気が体内に入ることで、肺の収縮が悪くなり呼吸が浅くなってしまいます。呼吸が浅いと体内に取り込む酸素が少なくなるので、細胞まで十分な量が運ばれません。そのため筋肉や臓器などの機能の低下や肩こり、免疫力の低下などにもつながります。

スポーツの世界を見てみると、近年はマラソンランナーや水泳選手など種目を問わず、多くのアスリートが競技中も鼻から息を吸う傾向にあります。口から吸うと肺の負担が大きくなり、持久力が落ちてしまうのだそうです。

口呼吸の悪影響は脳にも及びます。

暖房の効いた暖かい部屋にいると、頭がぼーっとすることがあります。反対に、暖

口呼吸の場合

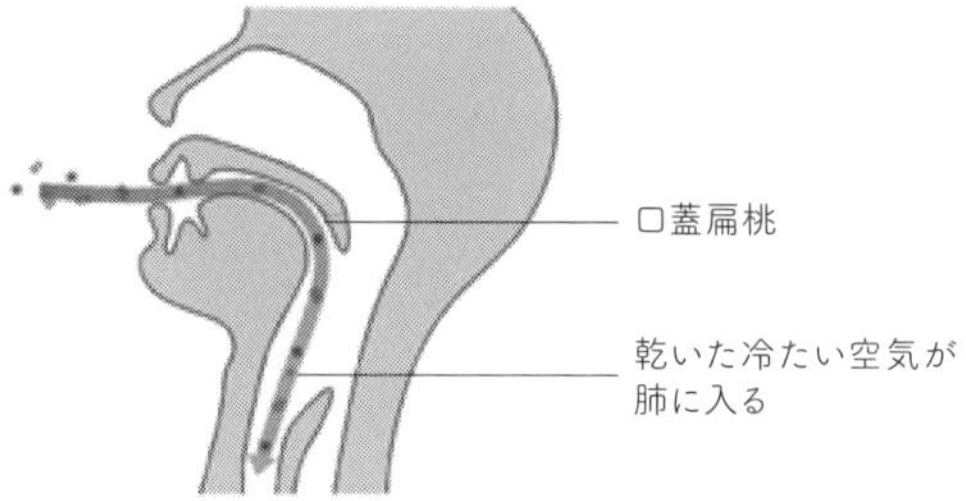

鼻呼吸の場合

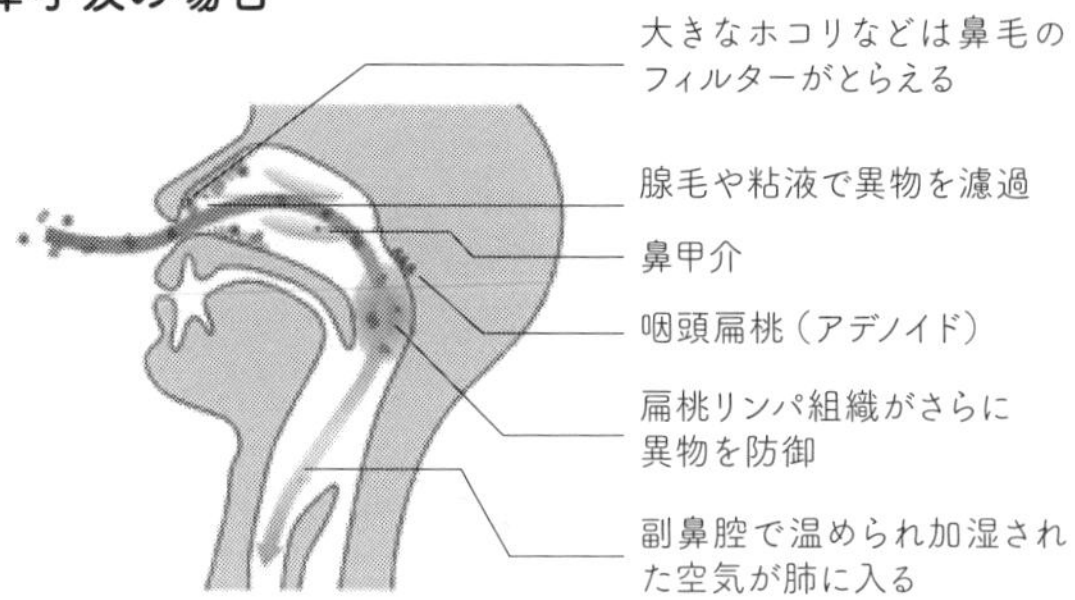

鼻呼吸をしているときは、冷たく乾燥した空気が温められ加湿されて肺に送り込まれるが、口呼吸ではフィルターの役割をするものがないために、乾いた冷たい空気がそのまま肺に入ってしまう。

出典：やまむら歯科　総合歯科 矯正

かい場所から寒い場所へ移動すると体も頭もシャキッとします。これには私たちの意思とは関係なく働く自律神経が関与しています。自律神経は体を活発に動かす交感神経と、心身を穏やかにする副交感神経の２つが互いに働きを強めたり弱めたりし合うことで、心臓を動かし、血圧をコントロールし、発汗を促すなど、生命維持に必要な操作をしています。

　暖かい部屋から寒い部屋へ移動して、体内に冷たい空気が入ると交感神経が優位に働き、血管が収縮し血圧が上がります。そうすることで体内に入った冷たい空気を温めようとするのですが、空気を温めることによって血管に冷気が流れてきます。そして冷やされた血液が体内を流れ脳にたどり着きます。すると、脳が冷やされぼーっとしていた感覚が消えて、集中力や学習能力が高まるのです。

　この仕組みを使って子どもの学習や作業の効率を上げようと、暖房の効いた部屋を換気する人もいると思います。しかし、口呼吸をしていると、冷たく乾いた空気がそのまま体内に入るため気管支や肺に負担がかかり、呼吸が浅くなります。浅い呼吸を繰り返すと、体内からどんどん二酸化炭素が排出されます。一見、不要物のように思える二酸化炭素ですが、体内にはある程度の二酸化炭素が必要で、必要以上に減少してしまうと気力が抜け、元気がなくなってしまうのです。

わが子が口呼吸をしているかどうかは、普段注意して口が開いているかどうかを観察すれば分かります。例えば、テレビを見ているときや勉強をしているときなど、なにかに集中している子どもの口がぽかんと開いていたら、口呼吸のサインだと考えるべきです。私の知り合いの小学校の先生によると、最近ではクラスの3割くらいの子が授業中に口を開けているそうです。

実際、新潟大学が中心となって行われた全国的な大規模調査でも、日本人の子どもの30・7%が日常的に口をぽかんと開けていることが分かりました（Yukiko Nogami, et al. “Prevalence of an incompetent lip seal during growth periods throughout Japan: a large-scale, survey-based, cross-sectional study” ２０２１年）。この調査は定期的に歯科医院を受診している3歳から12歳までの３３９９人を対象として実施されましたが、26ページのグラフのとおり、年齢が高くなるほど口をぽかんと開けている子ど

ぽかんと口を開けた子どもの例（著者撮影）

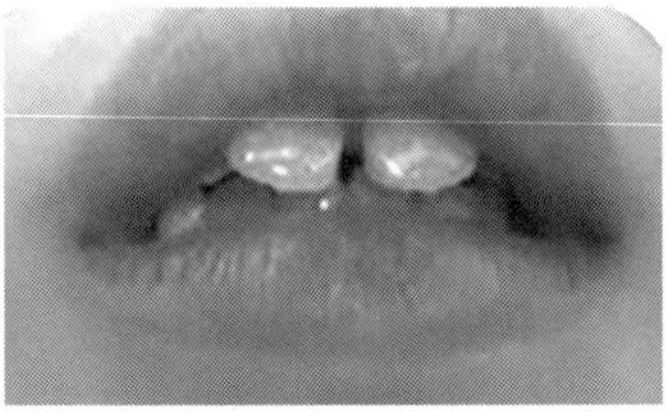

テレビを見ているときなどに唇が閉じず、
歯が見えている。

年齢におけるぽかん口の割合

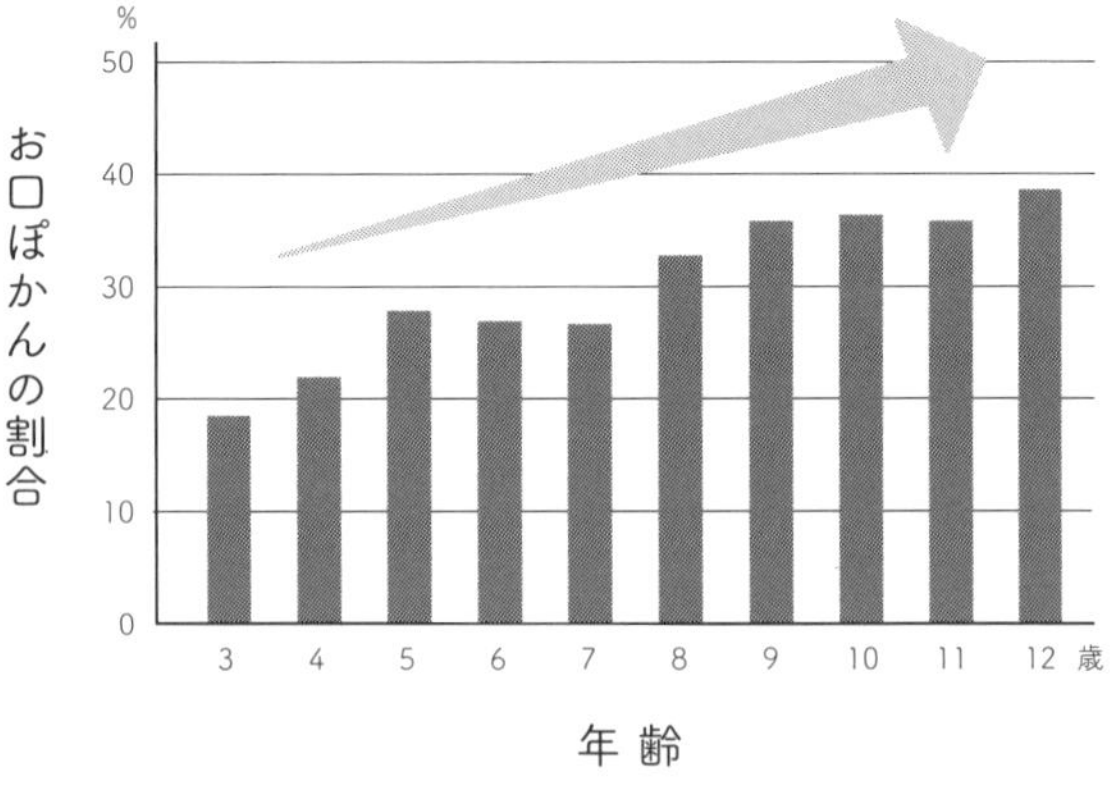

出典：新潟大学、大垣女子短期大学、鹿児島大学共同プレスリリース
（2021年）

もの割合が増えています。

口をぽかんと開けている子が小学校高学年になるにつれて増えていることから、口腔機能の成長の差によって生じる集中力や記憶力の差も大きくなっていると考えられ、学習能力への影響も心配です。

口腔機能が正しく発達していない子の危険なサイン

口腔機能が未発達な子には起こりやすい癖や行動、特徴があります。歯科医師として、子どもの口腔機能に問題意識をもち、さまざまな治療法などを学ぶようになり、実際に治療を進めるなかで子どもの顔立ちからも判断できるようになりました。口腔機能の発達に遅れがある子は、顔立ちが平面的になり顎の輪郭もあいまいです。これは歯科医師としての専門家の視点ですが、いくつか分かりやすいサインがあるのでわが子を観察して、当てはまる項目がないかチェックし判断してもらいたいと思います。

・唇が緩みやすい
・鼻が詰まりやすい
・音を立てて食べる
・口を開けて寝る
・上唇と下唇の間から歯が見える
・口を閉じて食べられない
・歯並びが悪い
・出っ歯
・口臭がある
・いびきをかく
・歯ぎしりをする
・寝起きが悪い

いびきをかく

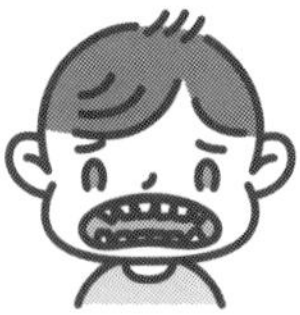
歯並びが悪い

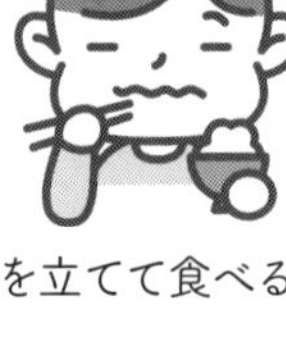
音を立てて食べる

唇が緩みやすい

・風邪をひきやすい
・目の下にクマができやすい
・舌足らずな話し方をする
・猫背、体幹が弱い
・硬い食べ物が苦手
・ろうそくを吹き消せない

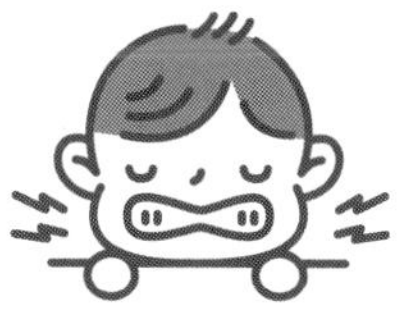
歯ぎしりをする

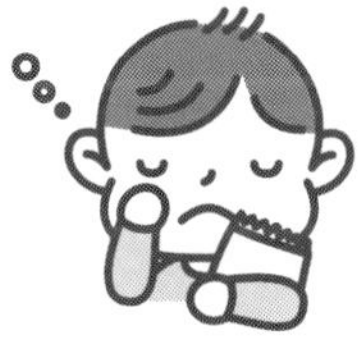
寝起きが悪い

●食事中に見られる特徴

唇をしっかり閉じるのが苦手なために、食事をするときにくちゃくちゃ音を立てたり、食べ物をぽろぽろこぼしたりすることが多くなります。また、硬い食べ物が苦手な子が目立ちます。肉の塊を噛んで小さくすることができず、いつまでも口の中でガムのように噛み続けていたり、こんにゃくや干しシイタケのような弾力のある食品を奥歯ですりつぶすことができず、飲み込めずに吐き出してしまったりします。親が食材を小さくカットして調理してあげると食べられるのですが、観察してみると噛む回数が少なく、ほぼ丸飲みしているような子もいます。

好き嫌いの多さも目立ちます。同じような食品や料理ばかり食べたがったり、味の薄いものを食べたがらなかったりする子もいます。食事の際には本来は舌を使って、奥歯に食べ物を運んだり、左右の歯に食べ物を振り分けたりして噛み砕きます。しかし舌を上手に使えないと1カ所で噛み続けたり、ほとんど噛まずに飲み込んでしまったりすることが多くなります。そうすると、舌の上で食べ物の味を感じる機会が減ってしまうので、薄い味を感じ取れずに「まずい」と感じてしまいます。そして、一度おいしいと感じた濃い味は脳が記憶するので、舌で味わわなくても好みの味と判断しながら食べるのです。

親が家庭でおいしい料理を毎日食卓に並べているにもかかわらず、ラーメンやジャンクフードのような濃い味のものばかり食べたがる子は、口腔機能の発達が正常かどうかチェックしてみる必要があります。

●就寝中にチェックしたいこと

一般的に、子どもはいびきをかきません。もし、子どもがいびきをかいていたら要注意です。呼吸音が大きい程度では問題ありませんが、大人のように「ゴーッ」「ンガーッ」と聞こえるようないびきをかく場合は、体のどこかに不具合がある証拠です。原因はいくつか考えられますが、多くはアデノイドまたは扁桃腺の肥大によるものです。アデノイドは鼻の穴からのどに向かったときの突き当たり部分にある器官で、扁桃腺はのどの両側にあります。

どちらも詳しい原因は不明ですが、肥大することで空気や水分の通り道がふさがれ、鼻詰まりやいびきを引き起こします。放置しておくと息苦しさから口を開けているのが習慣化し口呼吸が当たり前になってしまうので、耳鼻科の医師と相談をして場合によっては手術をすることも検討します。

アレルギー性鼻炎による鼻詰まりでも同じようないびきをかく場合があります。できるだけ早い段階で治療を開始し、症状を悪化させないことで口呼吸が習慣にならないようにすることが大切です。

いびきはかかないけれど、いつも横向きかうつ伏せで寝ている子も同じような症状を抱えている場合があります。仰向けに寝ると呼吸の通り道が狭くなり苦しいのです。もちろん子どもは寝返りをよくするので、いろいろな方向を向いて寝るのは問題ありませんが、寝ながら読み聞かせなどをしているときに仰向けで苦しそうに呼吸をしていないか、口が開いてしまっていないか確認することが大切です。

こういった口呼吸で寝ている子どもは睡眠が浅く、十分な休息が取れていません。ですから寝起きが悪かったり、日中眠くなって昼寝を長時間したり、集中力が欠けて機嫌が悪くなったりもします。

●姿勢や座り方に癖はないか

口腔機能の成長は筋肉の発達や体のバランスにも影響します。歯並びの悪い子や噛み合わせが正しく行われていない子は、体が左右のどちらかに傾いている、あるいは体幹が弱く背筋を真っすぐに保てないことがあります。

椅子に座っているときに手のひらに顎を乗せて頬づえをついている、すぐに机に顔をつけて伏せてしまう、脚を組んで座る、いつも猫背で少しの時間でも立っているのを嫌がりすぐに座りたがる――こういった様子は、我慢が足りない、緊張感がないと大人の目には映りますが、実は本人からすれば正しい姿勢を取りたくてもできないのです。

●表情や仕草、行動からもチェック

まずは口元をチェックしてみます。アヒル口のように唇が外側に開いている、上下の唇の間から歯が見える、唇の間からしょっちゅう舌を出している、口角がいつも下がっているなどの様子が見られると、口腔機能が正常に成長していない可能性があります。これらの癖や習慣によって正しい舌の動きができていないと、舌足らずな話し方になったり滑舌が悪くなったりもします。

また、ろうそくの火を吹き消すのが下手という特徴もあります。誕生日ケーキに年の数だけろうそくを立てても一度に吹き消すことができず、1本ずつ必死に吹かないと消せないのです。口をすぼめ、舌を浮かせ、口腔内の筋肉をしっかり使えないと細く強い息は吐き出せません。こういう子にとっては、風車の羽根に息を吹きかけて回すことも至難の業です。

以上の特徴の多くは、親の目から見てもとても気になります。ましてや、第三者の視点になると、特に姿勢の癖や口元の仕草はだらしがないとか、疲れている、やる気がないといった印象に映ってしまいます。注意したり叱ったりする親は多いと思いますが、それは口腔機能が影響しており、あくまでも子ども自身がワザとやっているわけではないことを親は理解する必要があります。

●歯並びの特徴

生後数カ月で生え始める乳歯の段階では、ほとんどの子どもの歯並びは問題ないように見えます。まれに1本だけ斜めに生えていたとしても、乳歯が抜けて永久歯になったときには同じように斜めには生えてこないものです。

反対に、乳歯の段階ではきれいに見えていた歯並びが、永久歯に生え替わってみると重なり合ったり、あらぬ方向に生えてきたりと、ガタガタの歯並びになってしまうケースは非常によく見られます。また、受け口や出っ歯、笑うと歯茎が出てしまうガミースマイルで悩む子もいます。

こうした歯並びの悪さは、永久歯が生えてくるまでの期間に口腔機能が正常に発達せず、顎が成長しきれなかったことが主な原因です。歯並びの改善には歯列矯正をするのが一般的ですが、実は通常の矯正では口腔機能の改善には至りません。

ミルク育児だった子も注意が必要

こうした口腔機能の未発達の原因の一つに哺乳瓶でミルクを飲むことがあります。一般的な哺乳瓶は唇で乳首部分を軽く押すだけでミルクが出てきます。そのために舌や顎の筋肉を使う必要がありません。母乳を吸うことで鍛えられる口腔機能が育ちにくくなるのです。

一般的に口を閉じているとき、舌が上顎に軽く接しているのが正しい舌の位置になりますが、口腔機能が未発達なまま育った子は、舌が下顎側に落ちてしまい、舌に引っ張られるようにして口が開くようになってしまうのです。

誤解しないでほしいのが、母乳育児でなければ口腔機能が育たないということではないということです。赤ちゃんが母乳を嫌がるときには唇や舌の使い方が正しいかをチェックする必要があるのです。助産師に授乳方法を教わる際に、赤ちゃんの口の使い方もチェックしサポートしてもらうとよいです。

さらに母乳育児でなくても口腔機能を正常に発達させるためには哺乳瓶の選び方が重要になります。哺乳瓶の乳首が咬合型乳首と呼ばれる、ニップルの穴が小さく吸う力を必要とする形状のものを選び、授乳中に赤ちゃんが顎と舌を一体化して動かしているのを感じられる製品を選ぶのがおすすめです。もし飲みきる時間が短いのであれば、吸う力があるためより穴が小さいものに変えて、口腔機能の成長を促す必要もあります。

第2章

離乳食の食べさせ方、食事のときの座らせ方、抱っこの仕方……

幼児期の誤った子育てが口腔機能の発達を阻害する

食習慣が顎の成長を阻害し、口腔機能の発達に影響を与えている

口腔機能の発達が遅れる原因に顎の成長が未発達という問題もあります。最近の若者は顎が小さいといわれますが、それには食習慣が大きく影響しています。

平成、昭和、大正、明治と近代日本人の顔の特徴を遡っていくと、昭和中期以降から、日本人の顎の小ささ、細さは目立つようになってきています。さらに昭和の20代青年と、現在テレビなどで活躍している美少年アイドルの顎を比べると、よりいっそう、細く小さな顎になっていることが分かります。もしこの細く小さな顎が生まれつきのものだとすると、１００年も経たないのに日本人の体が変化したことになります。

しかし人類の体の変化というのは何千年、何万年という年月を経て変わっていくもので、わずか１００年足らずで骨格に大きな変化が起きるということは考えられませ

ん。どちらかというと、生まれてからの後天的な要素のせいで、ほかの部位に比べて顎だけが成長していないと考えるほうがしっくりくるのです。

顎の大きさの変化が起こったのは１９４５年の第二次世界大戦の終戦以降です。それまで玄米や漬物、魚、貝を中心に食べていた日本人の食生活に、欧米の食文化が急激に流入してきた頃と考えられます。食事のたびに口をたくさん動かして噛む必要のあるメニューが多かった時代から、玄米に代わってパンやパスタ、魚に代わってハンバーグやカレーといった料理が好まれるようになり、食物を噛み砕く回数は確実に減っていきました。

現在に至ってはさらに食べやすい形状になった食品が数多く発売されていますし、子どもは軟らかくのど越しの良いものを好む傾向がより強くなってきています。おやつもプリン、ヨーグルト、アイスクリームなど、ほとんど噛まずに済むものが目立ちます。年配の患者に聞いた話ですが、昭和初期の代表的なおやつは煮干しや干し芋、干し柿などで、どれも相当な噛み応えがあり、みんな一生懸命噛んでいたそうです。

生まれたときには大きな顎になる遺伝子をもっているにもかかわらず、戦後の新たな食習慣が原因となり、顎が成長しなかったと考えるほうが生物学的には自然です。顎が小さくなることが進化であるなら、顎に合わせて歯の大きさも小さくなるはずですが、歯の大きさは昔の人と大差ないために小さな顎に歯が並びきらず、結果として歯並びが悪くなっている人が増えているのです。

そして歯並びが悪いと、噛み合わせが悪くなり食べ物を上手に噛むことができなくなります。出っ歯などの場合は、唇を閉じることができずに口呼吸になりやすいといった口腔機能に悪影響が出るのです。

歯並びの9割は後天的原因

歯並びに関しては生まれつきのものであり、遺伝だと考える人が多いです。しかし、一般的に歯並びに関する遺伝的な影響は2～5%程度といわれています。実際に診療

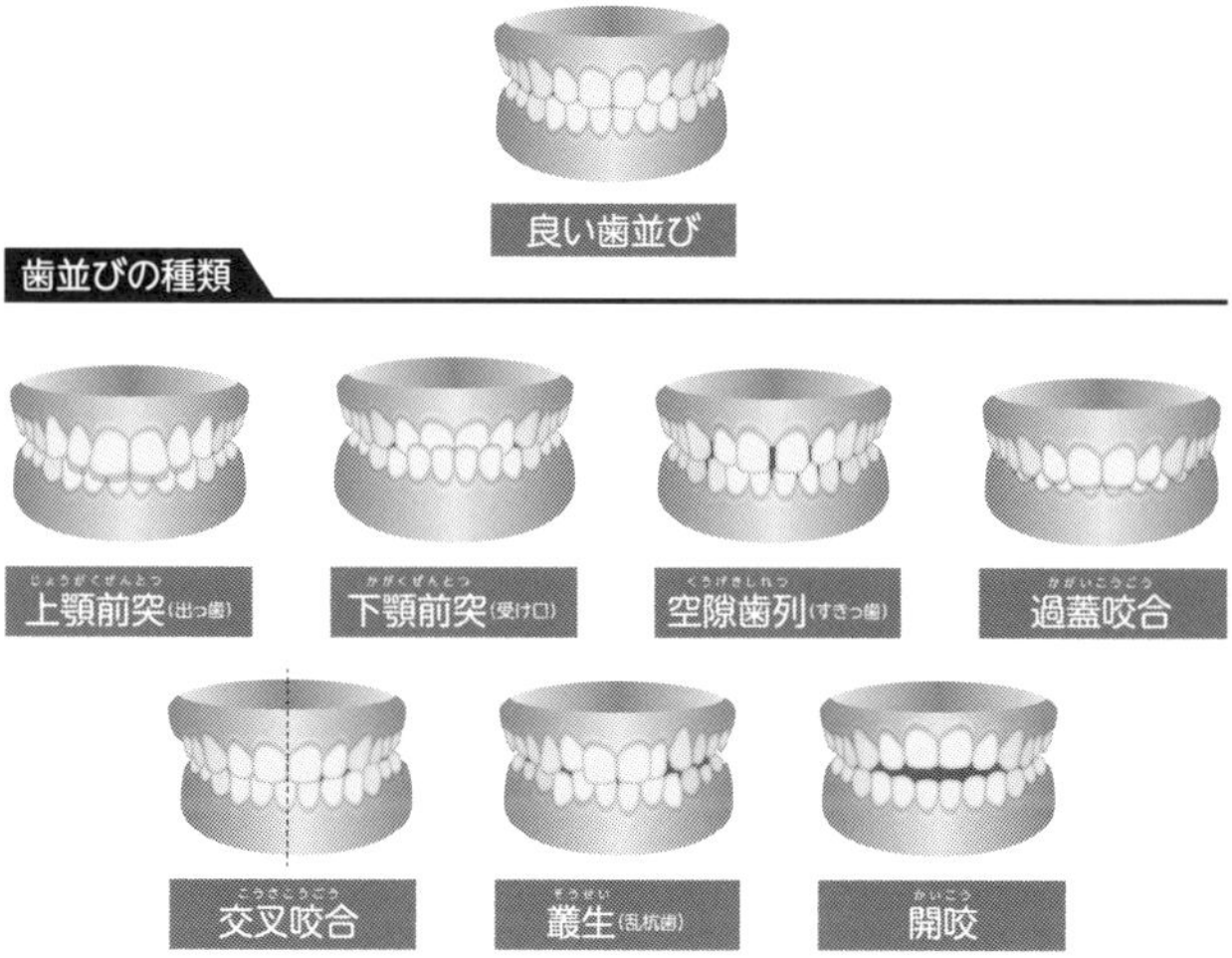

を通して多くの親子の口の中を見てきている私の感覚では、9割が後天的要因といっても過言ではないと思っています。

ひとくちに悪い歯並びといっても、パターンは個々で違い、顎の成長や歯の大きさ、乳幼児期の癖、乳離れの遅れなど原因はさまざまです。歯並びの大まかな分類と、その要因を見ていきます。

叢生《そうせい》（乱杭歯）

歯が重なり合って生えている状態を叢生と呼びます。犬歯が歯列に収まり切らず、ほかの歯の上から重なるように生えている八重歯も叢生の一つです。

歯が特別に大きい人、もしくは口呼吸や舌で下の前歯を触る癖があるなどして、顎の成長が妨げられた場合に起こります。

上《じょう》顎《がく》前《ぜん》突《とつ》（出っ歯）

上の歯列が、下の歯列より大きく前に出ている噛み合わせで、上顎前突とも呼ばれます。前歯が飛び出ているために口が閉じにくくなり、笑うと上の歯茎が出るガミースマイルになってしまう人もいます。

乳幼児期の指しゃぶりやおしゃぶり、爪を噛む癖が原因となります。上の歯茎が表出し、乾きやすいために歯周病のリスクが高くなり、呼吸器系の病気にもなりやすいといわれています。

下《か》顎《がく》前《ぜん》突《とつ》（受け口）

下の歯列が上の歯列より前に出ている噛み合わせで、下顎前突とも呼ばれます。遺伝性の場合は下顎が大き過ぎるか、上顎が小さいことが原因になりますが、後天的な要因でも受け口になることがあります。

いつまでも母乳や哺乳瓶を使っていたり、おしゃぶりを長期間使っていたりすると上顎の骨が圧迫されスムーズに成長できなくなります。すると下顎だけが成長するため受け口になってしまいます。

口呼吸も受け口の原因になります。鼻と上顎はつながっているので、鼻呼吸をせずにいると上顎の成長が妨げられてしまうのです。また、うつ伏せ寝や頬づえをつく癖も受け口を増長させます。

開《かい》咬《こう》

オープンバイトとも呼ばれます。前歯の上下の歯の間に隙間ができる歯並びです。麺類を前歯で噛み切れない人はこの歯並びに該当する可能性があります。口が閉じにくく、隙間から空気が漏れるので発音に問題が出る場合もあります。口内が乾燥するので口臭が強くなりがちです。

下顎の骨格がもともと小さいといった先天的要因のほか、指しゃぶりや舌を出す癖、口呼吸といった後天的な要因も考えられます。

交《こう》叉《さ》咬《こう》合《ごう》

歯並びの途中で一部の噛み合わせが受け口になっている状態で、クロスバイトとも呼ばれます。奥歯に交叉咬合があると、前歯のセンターが顔の中心にならず、口角の高さが左右でずれるなど、非対称の顔になってしまうことがあります。

片側の奥歯だけで噛む癖や、同じ方向を向いた横向き寝、うつ伏せ寝、歯ぎしり、いつも同じ側で頬づえをつく、片側の唇をなめるなどの癖や習慣が原因になります。

過《か》蓋《がい》咬《こう》合《ごう》

ディープバイトとも呼ばれます。奥歯で噛んだときに、上の前歯が下の前歯に覆いかぶさり、下の歯が見えにくくなる状態です。下の前歯がまったく見えない、上の前歯の裏側の根元に下の歯が当たることで顎の動きに支障をきたし、顎の痛み、歯肉炎、顎関節症の原因になることもあります。また、奥歯に強い力が加わるため、歯がすり減りやすく、治療で詰め物やかぶせ物をしたときに外れやすくなります。

乳歯のときに奥歯を虫歯や外傷などで失った場合、残っている歯に余計な力が加わることで歯が沈んでしまうと過蓋咬合になる可能性があります。また、下唇を噛む、指しゃぶり、頬づえをつくなどの習慣も後天的要因です。

空隙《くうげき》歯列《しれつ》（すきっ歯）

歯と歯の間に隙間ができる歯並びです。上の前歯の真ん中に隙間がある場合には、正中《せいちゅう》離開《りかい》とも呼ばれます。隙間に食べかすが詰まりやすく、虫歯や歯周病のリスクが高くなります。隙間から空気が漏れるので五十音のサ行の発音に問題が生じることがあります。

先天的な理由としては、もともと歯の数が少ない、歯の大きさそのものが小さい、上唇と歯茎をつなぐ上唇小帯が長過ぎる、上唇小帯が上の前歯の歯茎まで入り込んでいる（上唇小帯の高位付着と呼びます）、本来ないはずの歯が歯茎に埋まっていて通常の歯が正しい位置に生えてこない、などが挙げられます。後天的には舌で歯を押す癖や指しゃぶりが原因になり得ます。

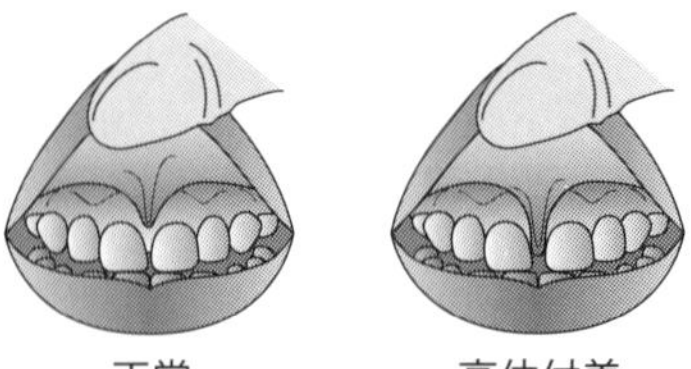

正常　　高位付着

前歯の間に上唇小帯がくい込んでいる状態になると歯磨きがしづらく、歯茎の腫れを起こしやすい。

6歳で歯間に隙間がなかったら歯並びが悪くなるサイン

多くの親がわが子の歯の状態について乳歯の段階ではきれいな歯並びに見えていたと話し、幼児期の癖や習慣を見直そうという考えに至りません。乳歯は永久歯に比べて小さいですから、顎の大きさに問題があっても比較的きれいに歯が並びきってしまうのです。

どの段階で歯並びが悪くなる予想がつけられるかというと、乳歯が抜ける直前の6歳前後です。20本の乳歯が並びきったときに、それぞれの歯の間に隙間があいているかどうかを確認してみます。乳歯の隙間があいている子どもの親からわが子がすきっ歯ではないかと相談を受けることがありますが、乳歯の段階ではむしろすきっ歯が正しいのです。

次ページのイラストで分かるように、乳歯の抜ける順番は前歯から奥歯に向けてで

生え変わり時期

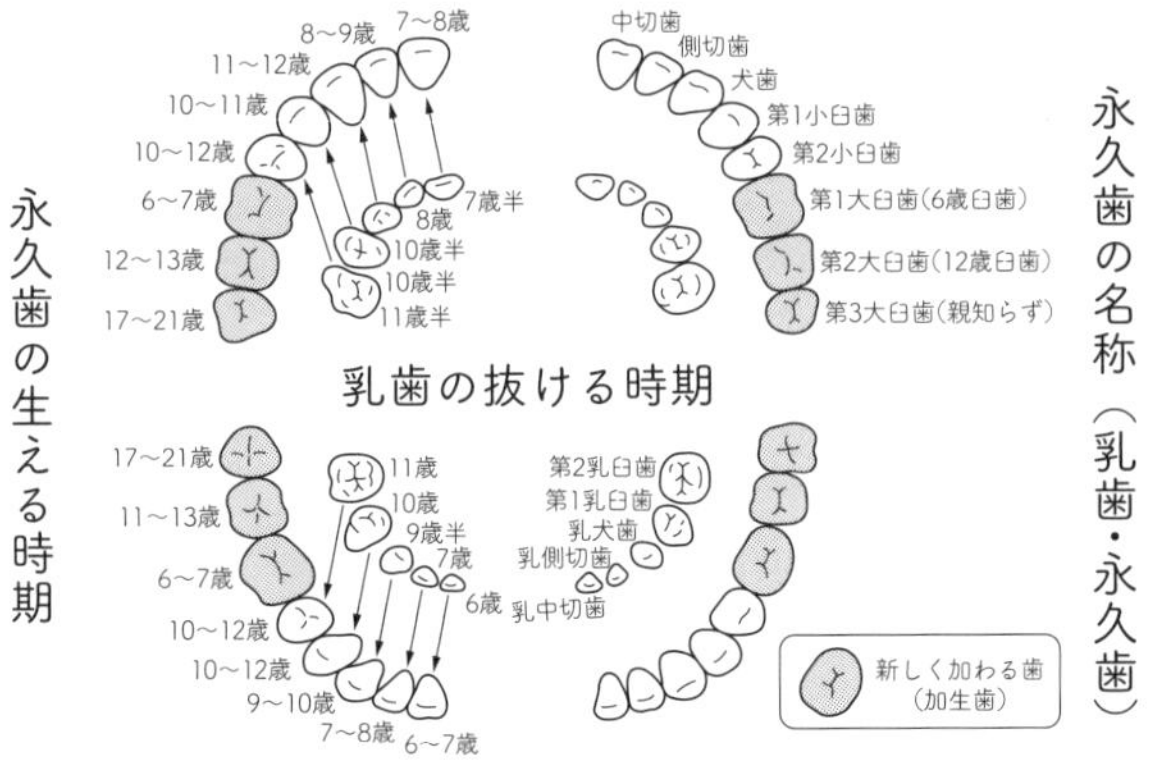

出典：公益財団法人ライオン歯科衛生研究所
「育児と乳歯の情報サイト　ママあのね」

す。一方、永久歯は前歯と6歳臼歯（第1大臼歯）がほぼ同時期に生えてきます。この2本の間に4本の歯が収まらなければなりません。これだけの本数が増えるのですからもし乳歯に隙間がなかったとしたら、乳歯よりも大きな永久歯がこのスペースに収まるわけがありません。

もちろん永久歯が生えそろうまでの間に顎の大きさも成長しますが、乳歯に隙間がなかった子は6歳までの顎の成長が不足しており、たいてい歯並びが悪くなります。

永久歯が生え始めたあとも日常生

活の癖や習慣が変わらず、顎の成長が阻害されれば、ますます歯並びが悪くなってしまうので要注意です。

歯の生えてくるタイミングが変化してきている

最近、親知らずの一つ手前の第2大臼歯（歯科でいう7番の歯）の生えてくるタイミングの遅い子が増えています。中学1年生頃に生えてくるのが一般的ですが、高校生になってようやく生えてくる子もいます。この歯がなかなか生えてこないと、生えてきたときに上下の歯の外や内に極端に傾斜したり、横に倒れたりしがちです。

これは非常に噛み合わせの悪い状態です。しかも、それまでの期間に矯正をしていた場合、最初からやり直しになってしまいます。中学や高校の歯科健診で噛み合わせをチェックしてもらえればよいのですが、難しければ、個人的に歯科健診を受けて7

番の歯が生えてきたところで歯並びを確認する必要があります。

また、そもそも永久歯の数が足りない、永久歯先天性欠如の子もいます。普通は歯茎の下で永久歯が育つと、乳歯の根が溶かされて自然と乳歯は抜け落ちます。

ところが、永久歯がない場合は乳歯の根が溶けずに残ります。歯科医が見つければ、できる限り乳歯が虫歯にならないように気をつけ、乳歯を抜いた状態で歯並びと噛み合わせを整える治療に入ることができます。しかし、親も歯科医も気づかず放置してしまうと、ある程度大きくなってから突然、乳歯が抜けて隙間ができたままになってしまいます。この隙間ができた状態を解消するための矯正治療ができなければ、入れ歯やインプラントをするしかなくなってしまいます。

歯科医院に通うのは虫歯の治療のためだけではなく、専門医やスタッフの目で口腔内の状態をじっくりと診てもらい、自らの口の中がどのような状態かを客観的に知ることができる点でも重要な意味があるのです。特にわが子の成長に合わせて定期的に口の状態を把握しておいてほしいと思います。場合によっては、永久歯の状態や顎の状態を調べるためレントゲンを撮ることも必要です。

きれいな歯並びでも「噛み合わせ」が良いとは限らない

小学校での歯科健診では、一見きれいに歯が並んでいるように見えても噛み合わせの悪い子が多いことに私は驚くと同時に、なんとかしなくてはいけないと歯科医師として強く感じます。小学校の歯科健診で重要視されているのは虫歯です。これまで日本の歯科医療のなかで歯並びについては重要視されてこなかったのです。

しかし、子どもの歯並びと噛み合わせは小学校までに完成してしまいます。だからこそ歯科での健診を受け、乳歯から永久歯に生え変わる大切な時期を逃さないようにしてもらいたいと思います。

歯について考えるとき、注意が必要なのは、歯並びと噛み合わせは別の問題であるという点です。歯並びは専門用語では歯列と呼ばれ、歯の並びのことだけを指しますが、噛み合わせは上下の歯の接触のことをいいます。どれだけきれいに歯が並んでいても、すべての上下の歯が正しく接触しなければ、噛むことに苦労し、顎の痛みの原因になります。

悪い噛み合わせをそのままにしておくと、集中力がなくなったり、体のバランスが悪くなり力を入れることが苦手でスポーツの成績が悪くなったりするなどの弊害があります。また、問題のない歯並びの子でも、結局は歯が移動したり傾いたりして歯並びが悪くなってしまったり、全身の骨格に影響を及ぼしたりすることがあります。傾向として、顎の細い子の場合には顎関節に問題が出ることもあります。

ハイハイによって顎の発達が促される

赤ちゃんは誰に教わることもなく筋肉を鍛えて、寝返りやハイハイなど少しずつできることを増やしていきます。そのなかでハイハイは赤ちゃんにとって難しい動作で、上半身をもち上げた体勢を維持するためには背筋や腹筋が必要ですし、なにより体幹が鍛えられます。腕と脚を交互に移動させるためには、腕、脚、肩甲骨の筋肉や骨格の動きも必要です。こうした複雑な動きを日々行うことで、成長に必要な筋肉をつけます。このように体の発達過程で重要な運動ですが、このハイハイが歯並びにも大きな影響を与えているのです。ハイハイにより顎の発達も促されることが分かっています。ハイハイが話す、噛むなどのあとの動作への準備になっているのです。

赤ちゃんによってはハイハイをせずに立ち上がったり、歩き出したりする子もいます。そういった子すべてが顎の成長に問題を抱えるわけではありませんが、成長過程のワンステップとしてハイハイはしないよりしたほうがよいため、できるだけ赤ちゃんがハイハイするよう促してあげたいものです。

ハイハイをしない理由は個人差があり確定的なことはいえませんが、一つの理由として考えられるのが家庭内の環境です。赤ちゃんがハイレベルな体の使い方をしてまでハイハイをするのは好奇心があるからです。触ってみたいものがある、不思議な音のするものがあるから近づいていく、良い匂いがするから行ってみるなど、好奇心を満たすための移動手段としてハイハイにチャレンジします。体を床にすりながらはう、ずりばいに比べて、ハイハイはスピードがアップしますし、ちょっとした段差や障害物をクリアしながら欲求を満たすことができます。しかし、赤ちゃんの目の届くところに手に取りたいものや興味をひくものがなく、きれいに片付けられた家は大人にとって心地良いものの、赤ちゃんにとってはハイハイを積極的にしない可能性につながります。

またそれとは逆に、赤ちゃんが口に入れては困るような、小さな物やたばこなどが手に届くところに置いてある家庭では、赤ちゃんがハイハイしないように狭いサークルに閉じ込めたり、歩行器に乗せたままにしたりしがちです。歩行器を長時間、長期間にわたって使い続けると、ハイハイやつかまり立ちなどをする機会が失われ、筋肉の発達に遅れが生じたり口腔機能にも問題が生じたりする場合があります。

一生に一度の大切な成長期には、できるだけ子どもの視点に合わせた子育て環境をつくってほしいと思います。

国も推奨する「手づかみ食べ」も成長の大切なステップ

生後5カ月頃からスタートする離乳食は、口腔機能を育てるための大切なステップです。最初はスプーンを使ってスープやペースト状のものを食べさせるところから始まります。このときの食べさせ方が口腔機能の成長に大きく関係します。

口を開けてスプーンを口の中に迎え入れ、唇を閉じながら食べ物をこすり取るようにし、そのあと口を閉じてごっくんと飲み込む、一連の動作ができるようになることが食べる基本です。ここでスプーンを斜めにして赤ちゃんの舌の上に食べ物を置いてあげたり、上唇にこすりつけるようにすると、赤ちゃん自身が使わなければいけない機能が発達せず、口を開けたまま飲み込んだり、食べ物を口からこぼすようになってしまう可能性があります。そうならないようにするには、赤ちゃんが本能的に食べることを待ってあげることが必要です。まず、スプーンで赤ちゃんの唇をチョンチョンと触れて刺激してあげます。すると赤ちゃんは自然に口を開き、自分から食べ物をくわえにきます。ですから自分の唇と舌の力で食べ物をのどに運び、ごっくんと飲み込むまで待ってあげてください。どうしても早く食べてほしいという親心から赤ちゃんの口へ押し込んでしまいがちですが、時間をかけて自分の力で食べることが赤ちゃんにとって大切な成長の過程なのです。

7カ月頃になると、食べ物を口の中で押しつぶして食べることができるようになります。唇と顎を閉じて食べ物を取り込み、舌の前方と上顎の前方で押しつぶし、食べ物を舌でまとめてから飲み込みます。無理やりスプーンを口に押し込んでしまうと唇の使い方を学べません。また、ちゅうちゅうと吸うような食べ方をしていたら、少し離乳食を硬めにしてあげるとよいです。つぶさずに丸飲みしているようであればとろみをつけてあげると、つぶす工程にチャレンジしてくれます。マニュアルどおりにではなく、子どもの様子に合わせたフォローをすることで口腔機能は育っていくのです。

離乳食の後期に当たる9カ月頃になると、赤ちゃんは自分の手で食べ物をつかんで食べるようになります。少し前の時期から、器に手を入れてみたり、手に付いた食べ物をなめたりする子もいます。食卓や床、洋服などが汚れるのを嫌って、手づかみはさせなかったという親もいるかと思います。しかし、厚生労働省が２０１９年に発表した授乳・離乳の支援ガイドには、「食べ物を触ったり、握ったりすることで、その硬さや触感を体験し、食べ物への関心につながり、自らの意志で食べようとする行動につながる」「前歯で噛み取る練習をして、一口量を覚え、やがて食具を使うようになって、自分で食べる準備をしていく」と、手づかみ食べを推奨する記述があります。このことから、手づかみで食事をすることは、実は口腔機能をはじめとする体の成長に大変良いと考えられているのです。

目で食べ物をとらえ、手と指を動かして食べ物をつまみ、口に運び、鼻で匂いを感じ、歯や顎を使って噛み砕き、味や食感を確かめてから、舌などの機能を使って飲み込む——この一連の動作によって、脳の広範囲の領域が刺激されるのです。そして、「できた」という達成感を赤ちゃんなりに感じて自己肯定感を高めるきっかけにもなります。学習能力や運動能力の面でも、手づかみは非常に重要ですから、どんどんチャレンジさせてあげてほしいものです。

2～3歳になると乳歯が生えそろい、大人と同じような食事ができるようになり、スプーンやフォークを使えるようになります。この時期に気をつけることは、軟らか過ぎる料理や、細かくカットした食材を与え続けないことです。子どもから噛む努力を奪わないようにします。肉料理ならハンバーグのようなひき肉料理だけでなく、少し硬めの肉を頑張って食べる練習をしたり、干した小魚、大きめにカットした野菜などをメニューに加えたりします。

食べているときには口を閉じているか確認して、口を開けている場合は閉じて噛み砕くように優しく教えていきます。水分はできるだけ食後に与えるようにし、食事中に欲しがった場合には口の中に食べ物が残っていないことを確認してから与えます。食事中に水やお茶をゴクゴク飲んでしまうと、噛まずに流し込む癖がついてしまうからです。

家庭で上手な食べ方を教わった子は、きれいな食べ方をするのはもちろん、顎の成長や歯並びも良くなる傾向にあるのです。

ストローで飲む練習をさせるのは正しいのか!?

スープやみそ汁をはじめとする離乳食はスプーンであげていた人が多いと思いますが、ミルクをはじめとする水分は多くの家庭で、哺乳瓶→スパウトマグ→ストローマグといった順で使用していたかと思います。スパウトマグは、飲み口が幅の広い乳首のような形をしており、吸い口には小さな穴があいています。傾けると自然に飲み物が出てくる仕組みです。ストローマグは蓋のついた容器にストローがささったものです。

これらのマグは、赤ちゃんが多少振り回して角度をつけてもこぼれず、親にとってはありがたい商品です。しかしこの便利さと引き換えに、歯並びがガタガタになる、うまく噛めない、発音が悪くなるなどの困りごとが生じてしまう可能性があります。

乳首を吸う唇や舌の動きは、誰に教わらなくても赤ちゃんは反射的にできますが、スプーンや箸で食べ物を口に入れ、飲み込めるようになるには練習が必要です。そのステップを踏むうえで、スパウトマグとストローマグは邪魔になってしまいます。特にストローは唇をすぼめ、舌を縦に折り曲げるようにする口の動きになります。これを長期間続けていると歯並びも顔の中心に集まってきて、重なり合ったり歯の生える方向が変わってしまったりするのです。

スプーンや箸で食べるときには、上唇を動かして食べ物をすくい取ったあと、唇を両側に広げるようにしながら舌を使って奥歯側に食べ物を移動させます。そして舌の前後運動を使って飲み込むのが乳児期の嚥下の特徴です。正しい飲み込み方の基本を覚えるためには、飲み物も深めのスプーンを使って飲む練習をして、なるべく早くコップを使わせるとよいです。こぼしてもよいようにビニール製のエプロンを着せたり床にビニールシートを敷いたりして、毎日練習しているとだんだんと口の動きを覚えて上手に飲めるようになります。

もちろん外出先などでストローを使用するのは構いません。ただし幼児期になったらストローは短めにする必要があります。ストローが長過ぎると舌の後方までストローが届いてしまい、舌先を使う訓練ができなくなるからです。幼児期になってもコップを使わずストローばかりだった子は、歯並びや噛み合わせに問題を抱えることが多くなってしまいます。

正しく噛んで、良い歯並びにするための椅子選び

食事をするときの姿勢も顎の成長や歯並びに影響を与えます。噛む、飲み込むといった動作を自然に、正しくするためには、座る椅子が重要なカギを握ります。体が極端に前に倒れたり、後ろに反ってしまうと顎に角度がつき、正しい噛み合わせにならなかったり、飲み込みがうまくいかなかったりします。

座面の大きさは背もたれに背中をつけたときに、腰と膝の角度が直角になるのが理想です。足の裏をしっかり乗せられる足置きがついていることも重要です。子ども用

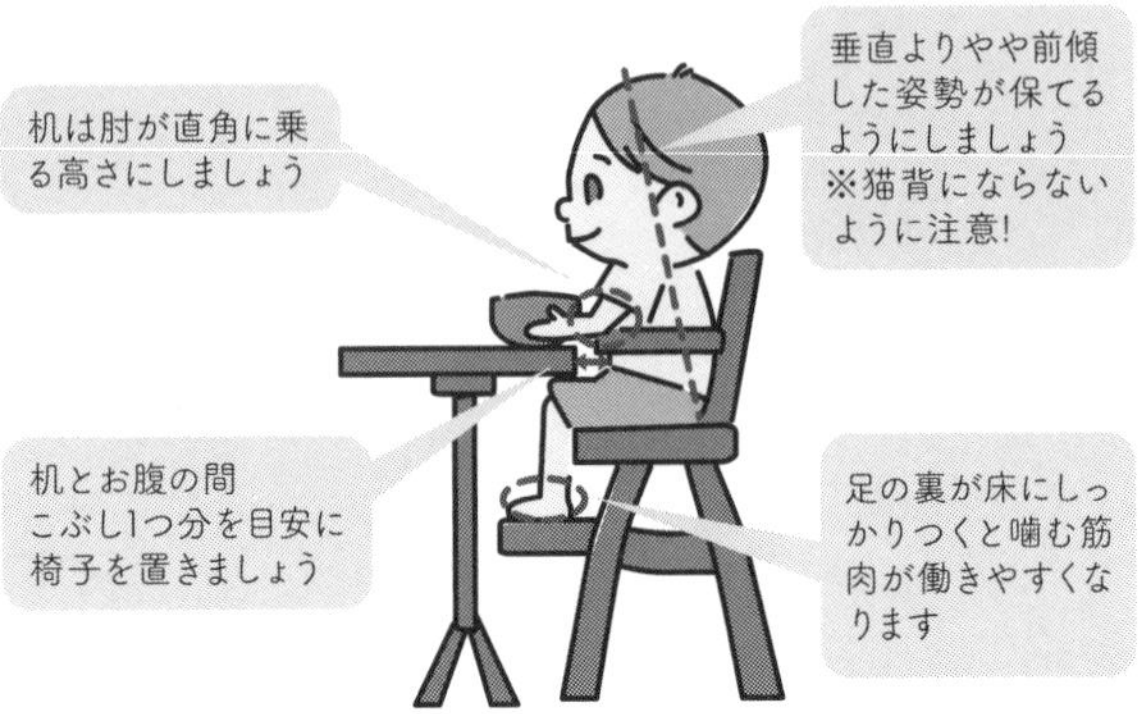

出典：やまむら総合歯科 矯正歯科　口育冊子

の椅子には足を乗せる板がついているものもありますが、幅が狭く足が台からはみ出してしまうと上体が前かがみになってしまうので良くありません。足の裏がすべて乗せられる、安定した足置きが必要です。

テーブルとのバランスは、上体をやや前傾にして顔を真っすぐ正面に向けたとき、肘を直角に曲げてちょうどテーブルにつく高さに調整します。子どもの成長に合わせて調整できる椅子が理想です。

最近、欧米製の折り畳みのできる高価な椅子が、若い母親たちの間で人気になっています。赤ちゃんの時期は簡易的なベビーベッドとして、その後はベビーチェアやダイニングで使用する椅子として活用できるようです。おしゃれな見た目、長期間使える、持ち運びができるなどが人気の理由ですが、食事をするための正しい姿勢を維持するのには向いていません。全体がキャンバス地（帆布）でできており、体重のかけ方で形が変わってしまう座面は姿勢が崩れやすいのです。そしてなにより足置きがありません。足がぶらぶらとしていると顎に力が入らず、噛む力が低下することが分かっています。

正しい姿勢が維持できないまま食事をすると、体が歪んだ状態で顎を使うために歯並びや顎の成長に影響が出てしまいます。SNSの普及で子育ても「おしゃれ」や「格好良い」がキーワードになっている傾向がありますが、子どものための生活用品は、安全、安心、そして成長を見据えた製品でなければなりません。

椅子の選び方は、基本的に小学生、中学生になっても同じです。今、使用している椅子で正しい姿勢が保たれているかをチェックしてみることが大事です。

抱っこの仕方を誤ると、口呼吸になってしまうかもしれない

赤ちゃんの抱き方も、口腔機能の成長に関係があるため気をつけてほしいポイントです。

首が据わるまでは長時間の縦抱きは避けます。筋力がついていない状態で縦抱きを続けていると、体に力が入り過ぎて上体が反り、口呼吸の原因になってしまいます。通常は背中がアルファベットのCの形になるような横抱きをします。片腕に赤ちゃんの頭を乗せ、反対の腕にお尻を乗せます。このとき赤ちゃんの脚の間に腕を差し入れると体がねじれるので注意します。膝がお尻より高くなっているのが正解です。抱っこしているときに口が開いているようなら、その都度、口を軽く閉じてあげるようにします。

最も注意すべきなのは、首が反って頭が下に落ちないようにすることです。顎が上がって頭が落ちると、首や後頭部に負担がかかります。ここには母乳を吸うための筋肉や神経があり、悪い姿勢を続けていると口を大きく開けられなくなったり、舌が正常に動かず、嚥下や発音に支障をきたしたりするようになってしまいます。

首が据わってからの抱っこでも、頭が後ろにがくんと倒れるような抱き方は絶対にしてはいけません。抱っこひもを使う場合には頭を保護するタイプのものを使用するか、親が頭を支えるようにします。

顎の発達はまず、上顎が大きくなり、続いて下顎が成長します。ですから乳児期は上顎をしっかり成長させる必要があるのです。しかし、首が反っていると舌が下顎側に落ち、上顎に圧力がかかりません。上顎を広げられ

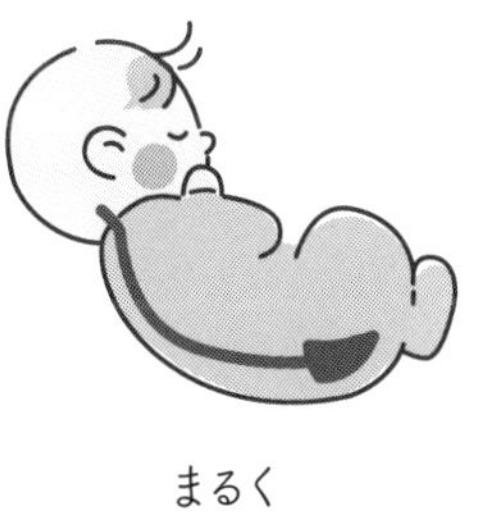

まるく
赤ちゃんの背中が首からお尻
までなめらかにカーブしている

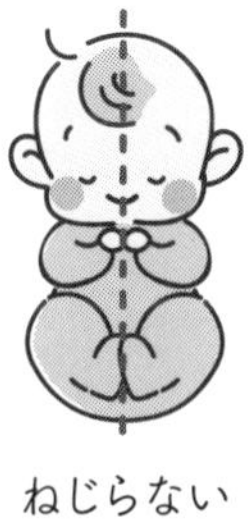

ねじらない
頭・おへそ・お尻にかけて
体の中心（軸）をねじらない

出典：やまむら総合歯科 矯正歯科　口育冊子

ないと下顎も育ちませんから、結局は顎そのものが小さいままとなって歯並びや噛み合わせが悪くなってしまうのです。もちろん口呼吸や凹凸の少ない顔立ちになってしまう可能性も大きくなります。

癖や習慣以外に「生まれつきの舌小帯の長さ」が問題になることも

口腔機能の発達の遅れについて、手術でなければ改善できない先天性の原因もあります。舌小帯短縮症《ぜっしょうたいたんしゅくしょう》または舌癒着症《ぜつゆちゃくしょう》と呼ばれるものです。

舌小帯は舌の裏側と下顎の歯肉の内側をつなげている膜状の筋のことをいいますが、舌小帯が通常より短い、あるいは舌の先端についており、舌の動きが制限されている状態です。口が大きく開けられない、舌の先がハート型になっているといった特徴が

舌小帯

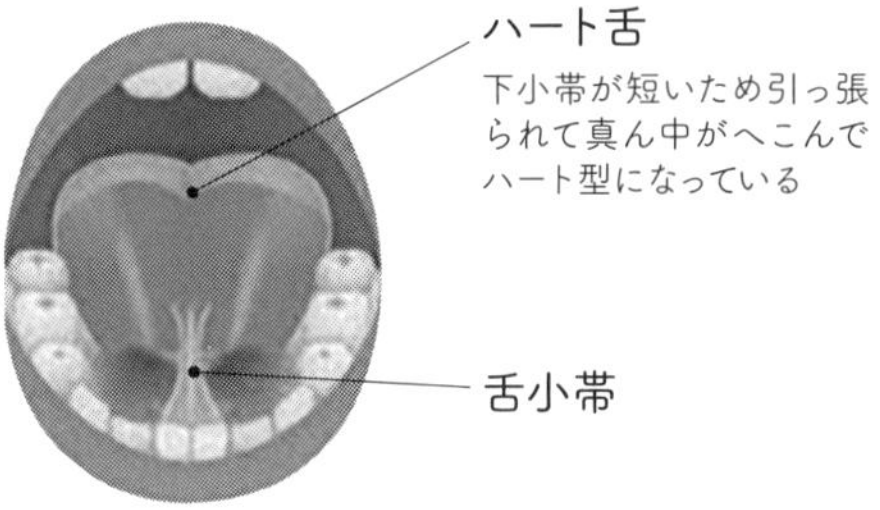

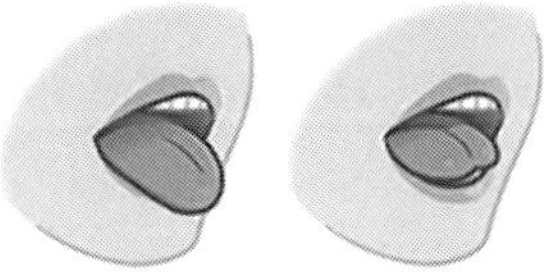

正常な舌　舌先がハート型の舌

出典：やまむら総合歯科 矯正歯科　筋機能矯正冊子

あります。

乳児のときは母乳やミルクを飲むのが苦手で、飲みながら疲れて寝てしまう子もいます。そのために発育が不十分になってしまう場合もあります。離乳食が始まると硬いものや大きくカットした食べ物を嫌がるようになり、話せるようになると舌足らず、滑舌が悪い、早口言葉が言えない、五十音のタ行とサ行の発音がうまくできないなどといった様子から、親が異常に気づくケースが出てきます。

治療には手術と機能訓練がありま

す。口の開閉に大きな問題がなければ手術はせず、舌を動かすトレーニングをすることで症状が改善できる場合もあります。しかし、トレーニングだけで改善が難しい場合には、舌小帯のヒダを切って長くする手術をします。術後は舌がうまく使えるようにリハビリが必要です。

私は、なるべく小さな頃に手術をするのを推奨しています。食べ方や話し方に独特な癖や、口をぽかんと開ける習慣がついてしまう前に手術をして、口腔機能の発達が阻害されないようにするのがよいと感じています。

歯並びも口呼吸も、小学校時代のトレーニングで改善できる

大人になってからの顔立ちや歯並びは、このように幼少期からの癖や習慣による口

腔機能の未発達が原因といっても過言ではありません。歯並びが悪くなったり口呼吸になったりする原因は、一言でいえば便利さが原因になっているのです。哺乳瓶やマグ、おしゃれな椅子やベビーサークル、歩行器など、赤ちゃんを補助する道具が充実し過ぎて自らやろうとすることを妨害しているのです。

それに加えて親の清潔に対する過剰な意識も問題になっていると思います。子どもが食べ物を手づかみで食べたり、こぼしたりすることを嫌がり、親が手を出し過ぎてしまう傾向があるのです。一人っ子家庭の場合なおさら親がかかりきりで手伝うことで、子どもが自分でやる努力を奪ってしまうのです。

部屋を必要以上に片付け、美しいインテリアで飾り、子どもにかわいらしい服を着せて汚させないようにすれば、子どもが部屋の中で探検する喜びは減ってしまいます。美しく暮らそうという意識はとてもすばらしいことですが、子育て中は少しその考えを見直してほしいと思います。すべての物を収納するとか、散らからないことを重視するといった考え方は、昔はありませんでした。乳幼児を育てているときは家の中が汚れるのは当たり前と考え、子どもはたくましく育ちました。このような環境では、口腔機能の成長が阻害されることは少なかったといえます。もちろん今の環境を否定するつもりはありません。清潔であることは感染症を防ぐ意味でも重要なことですし、便利な道具もうまく利用すれば問題はないと思います。

しかし、子どもが生まれて経過した年月の子育ては、やり直すことはできません。だからこそ子どもの成長に適した環境を与えてあげるべきだと思います。一方、すでに口腔機能に問題があったとしても心配は無用です。口腔機能の成長の遅れや、誤った成長は歯科医師の指導によるトレーニングで修正することができます。歯科医院で親子で取り組むトレーニングをすれば、正しい顎の成長や歯並びの改善、整った顔立ちへと変化させることができるのです。

第3章

お口の癖を改善して、整った顔立ちや高い学習・運動能力、健康な体を手に入れる

6歳から始める「筋機能矯正」とは

一般的な歯列矯正法と噛み合わせ

欧米では歯並びが良いことは当たり前で、もし歯並びが悪ければ治すのが当然という文化が根づいています。そのため歯列矯正をしていないと、知的レベルが低いとか、経済事情が極めて悪い家庭の育ちとみなされてしまうことすらあります。

日本でも歯並びを気にする人は増えており、特に新型コロナウイルスの感染拡大に伴うマスク生活が続いた近年では歯列矯正を受ける人が急増しています。厚生労働省の患者調査によれば、初診の矯正患者数は２０１７年から２０２０年の間で３・６倍も増加しています。調査は3年ごとですので２０２３年のデータではさらに増加すると予測されています。特に、小学校高学年から中学生の矯正総患者数は急増しています。次のページのグラフによると、10~14歳で矯正を実施している人数が倍以上になっています。矯正器具が見えないマスク生活のうちに、といった親心が働いている

歯科矯正の年代別患者数推移（初診＋再来）

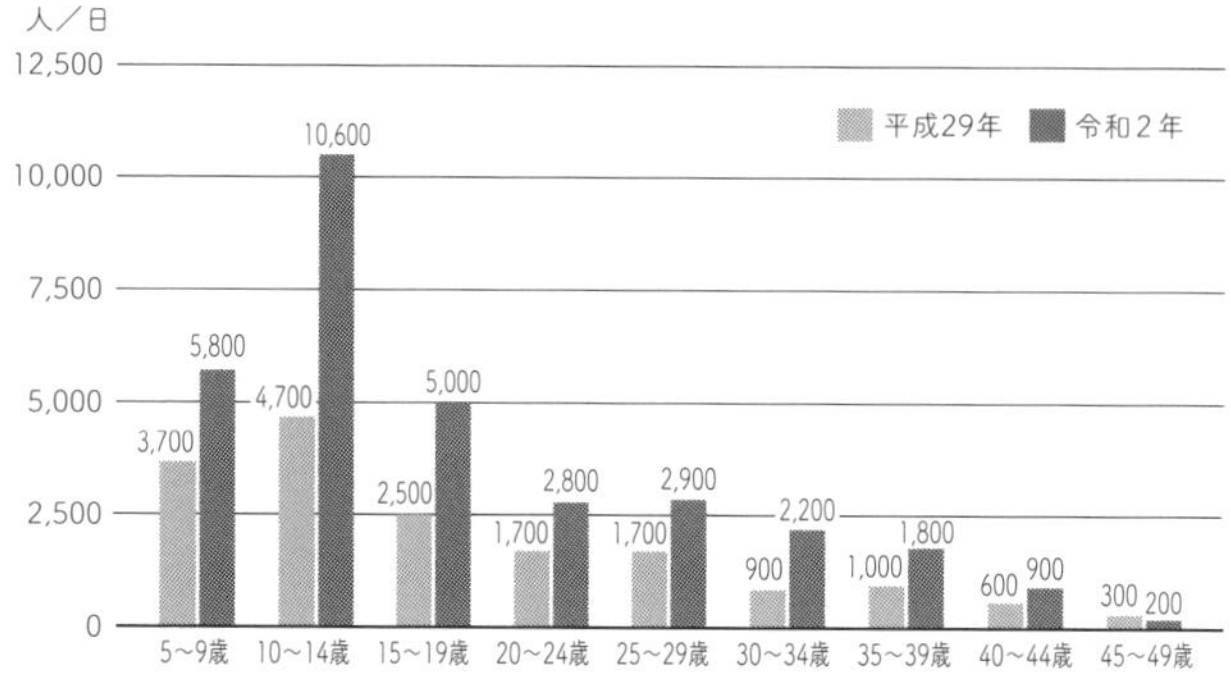

出典：厚生労働省「平成29年・令和２年患者調査 」歯科診療所の推計患者数、初診ー再来×性・歯科分類別より作成

のがよく分かります。

子どもの歯列矯正には、永久歯が生えそろう前に行う第一期治療と、永久歯が生えそろってから行う第二期治療の２つがあります。

第一期治療の対象は乳歯が残っている3〜10歳頃までです。この期間に行う矯正は骨格を整えることが主な目的になります。治療としては、永久歯が顎に並びきるように顎の大きさや形を整えたり、斜めに生えてきてしまった歯の傾きを修正するための器具をつけたりします。治療の途中で乳歯が抜けたり、永久歯が生え始めたりと、状況が刻一刻と変わっていくので、器具の付け替えが頻繁に必要です。

永久歯がすべて生えそろうと第一期の治療は終了しますが、この段階で歯並びが整う子は多くありません。顎の成長は器具だけでは思うようにいかないからです。そこで行われるのが第二期治療です。もちろん、第一期の治療をせず、第二期から治療を始める子もたくさんいます。第二期の段階では、骨格の成長はある程度終わっているので、歯並びを整えることがメインとなります。方法はいくつかありますが、ブラケットとワイヤーを使う矯正法が最も一般的です。金属やセラミックでできた小さなブラケットを歯の表面または裏側に装着し、ワイヤーを通して使用します。この矯正法はほとんどの歯並びに対応できます。歯の表面に装置をつけた場合、笑ったときに人に見えてしまいますが、透明のクリアブラケットと白いワイヤーもあるので目立ちにくくすることは可能です。この矯正法で歯並びはある程度きれいにすることができます。しかし、顎の形や大きさは人それぞれ異なるため、細かな調整をするには限界があります。

歯列の矯正には、このほかにも最近人気のマウスピースを使う方法もあります。歯並びによっては数本の歯、またはマウスピースに突起物をつけ、ゴムを渡す治療が追

マウスピース

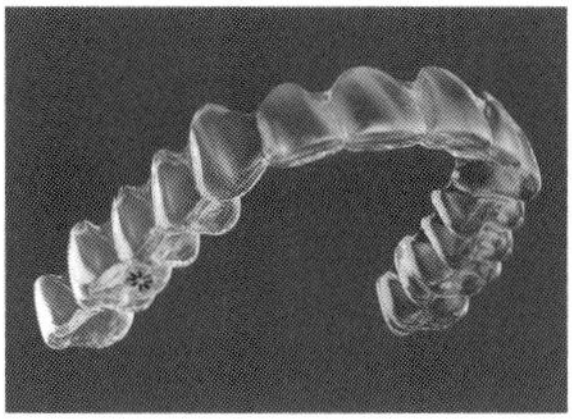

ワイヤー&ブラケット矯正法

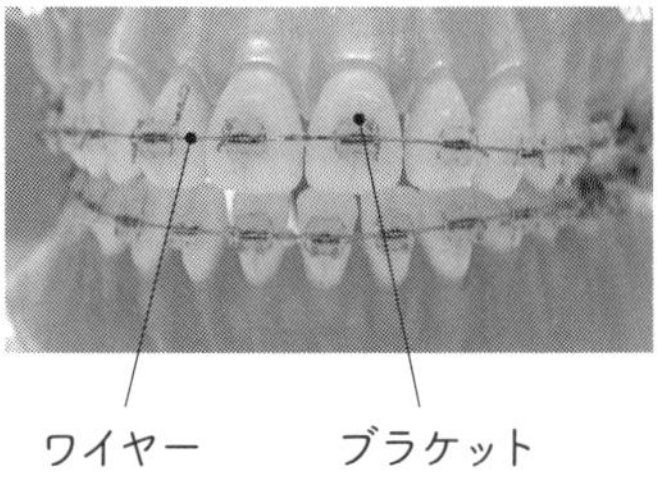

加で必要な場合もあります。子どもの歯に使う場合は、窮屈や面倒という理由で装着しなくなってしまう場合があります。

いずれの矯正法を行ったとしても、矯正治療の終了直後は、歯の根周辺の骨や組織が安定しておらず歯が動きやすい状態で、歯並びに影響するような食べ方や習慣を続けていると、すぐに元の歯並びに戻ってしまいます。そのため、後戻りしないよう生活習慣を改める必要があります。

歯並びが良くなれば、自然と噛み合わせも改善されると思っている人が多いですが、歯並びと噛み合わせは別の問題です。ワイヤー&ブラケット矯正法は基本的に歯をきれいに並べるための治療であって、噛み合わせを良くすることは期待できません。良い噛み合わ

理想的な噛み合わせ

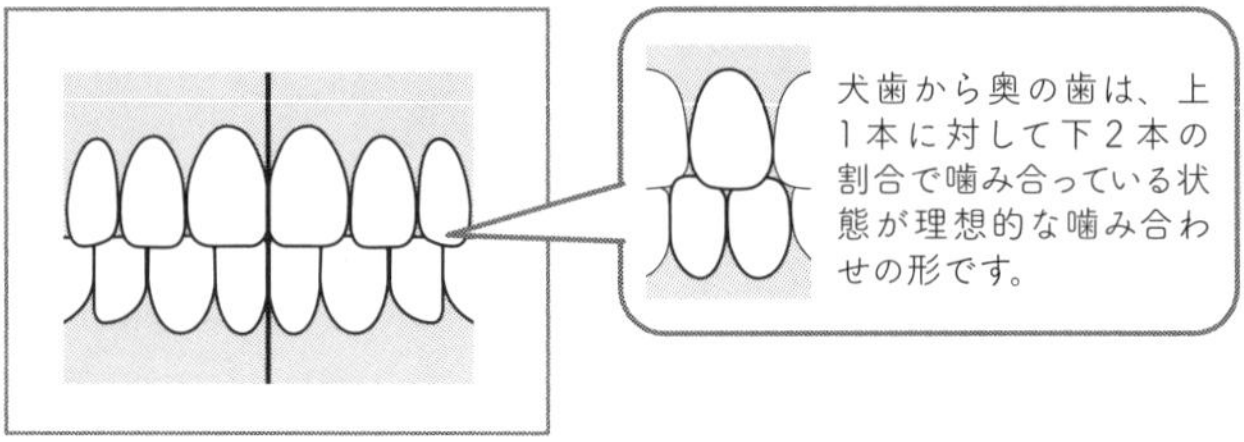

せとは、すべての上下の歯が正しく接触することをいいますが、歯の高さや表面の凹凸が整っていればよいわけではありません。

口を左右や前後に少しずらしても上の歯と下の歯の一部は「カチッ」と合わさりますが、すべての上下の歯が噛み合ってはいないはずです。そのずれた状態で食べ物を噛もうとしてもうまく噛み砕くことができないはずです。噛むときには顎や首、頭の関節、歯周組織などを使います。それらの動かし方と、歯の並び、高さ、凹凸が合致して初めて、その人にとっての良い噛み合わせとなります。噛み合わせが整わず、顎の関節に負担がかかれば、顎に痛みを感じ口が大きく開けられない顎関節症や、歯周病、虫歯、歯の摩耗の原因にもなります。当然、顔の造作にも悪い影響を与えます。

口腔周辺だけでなく、頭痛、肩こり、腰痛、膝痛など全身の痛みや、将来的には認知症を発症するリスクも高まってしまいます。ですから、顎の成長を待たず、10歳までに歯並びも噛み合わせも整えておくことが重要になるのです。以下は歯並びや噛み合わせをチェックするうえで、特にクリアしておきたいポイントです。

・噛んだときに、前歯の上下の隙間が3ミリ以下になる
・口を閉じたときに、前歯の下の歯が上の歯より内側にくる
・口を閉じるときに、歯や舌が邪魔にならない
・犬歯より奥の歯は上の歯1本に対して、下の歯2本が噛み合っている

歯を抜かずにきれいな歯並びをつくり、噛み合わせも改善できる筋機能矯正

歯並びを整えるためには歯列矯正が一般的ですが、子どもが10歳になるまでならトレーニングで美しい歯並びと正しい噛み合わせの両方を手に入れ、口腔機能はもちろん、さまざまな能力を向上させることが可能です。私のクリニックで取り入れているのが筋機能矯正というトレーニングによる新しい矯正方法です。

筋機能矯正は歯そのものを無理やり動かそうとする矯正法ではありません。口や顎の機能を正しく成長させることで、その子がもって生まれた本来の良い歯並び、そして噛み合わせに導く方法です。ですから抜歯も、ブラケットやワイヤーの装着も必要ありません。使用するのはマイオブレースというシリコン素材のマウスピースです。そのためマイオブレース矯正と呼ばれることもあります。マイオブレースの装着時間

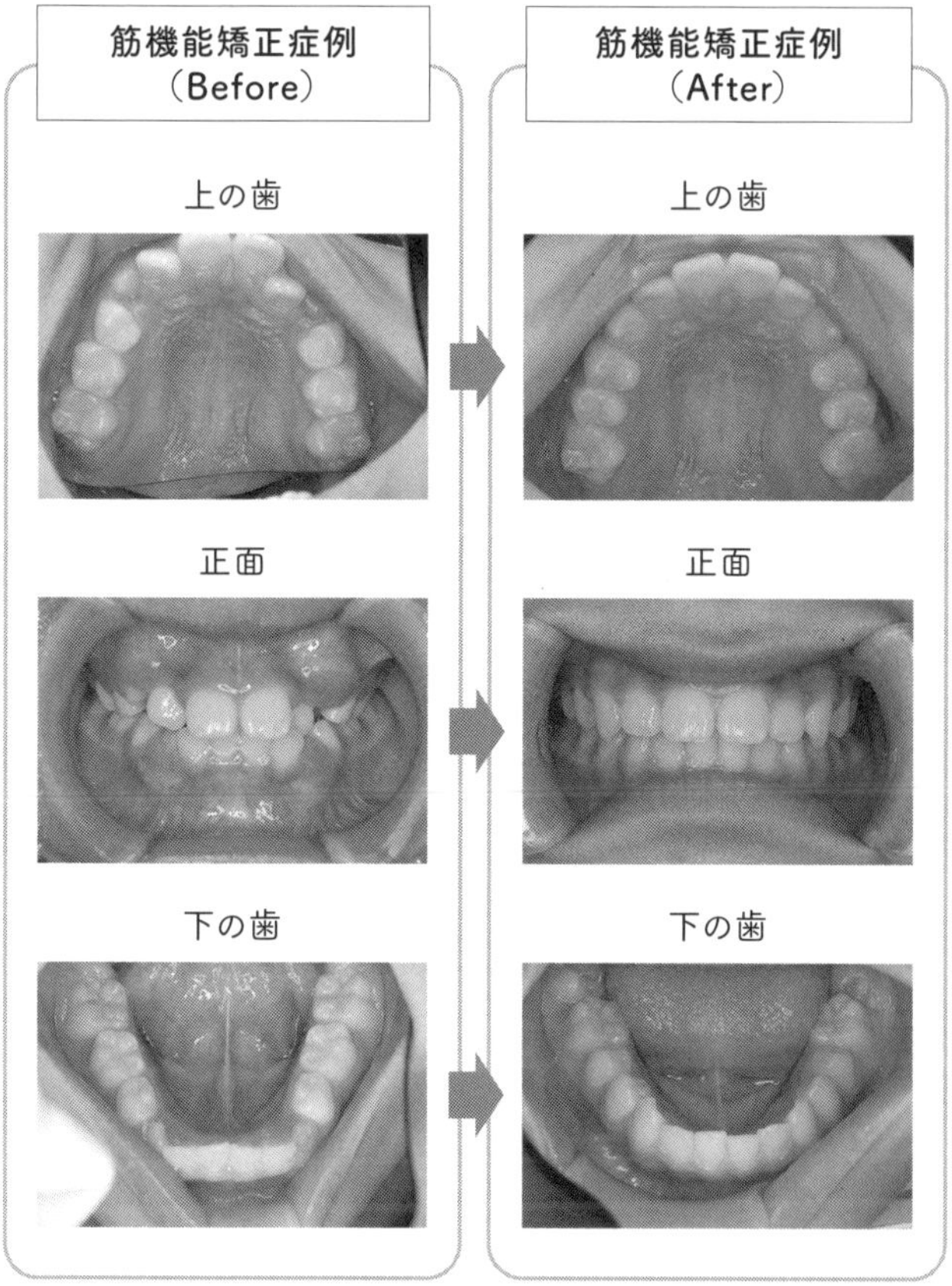
筋機能矯正症例
（Before）
上の歯
正面
下の歯
筋機能矯正症例
（After）
上の歯
正面
下の歯

は従来の矯正法とは異なり、短時間で済み手軽に行えます。しかし、筋機能矯正のメインはマイオブレースを装着することではありません。重要になるのは正しい呼吸法や飲み込みのトレーニングです。定期的に歯科医院で教えてもらいながら自宅で30分程度の口腔機能改善のためのトレーニングをします。このトレーニングは子どもが意欲的に取り組めるよう遊び感覚で行いながら、悪い習慣や癖を改善して正しい呼吸、食事の取り方、姿勢へと導きます。こうして身につけた正しい生活習慣を続けていくことこそが筋機能矯正の肝となるのです。例えば、楽器やスポーツの習い事はレッスンに行ったときだけでなく自主練習が大切ですが、筋機能矯正も同様で、日々のトレーニングを続けることで口腔機能が改善していきます。筋機能矯正で口腔機能を正しく導けば、健康的で学習・運動能力が高くなり、バランスの取れた顔立ちになることが期待できるのです。

後戻りせず外出時は装着不要

マイオブレースは、長時間の装着は必要ありません。日中に1時間程度と就寝時に装着するだけでよく、時間を調整して外出時は外しておくことが可能です。1日1時間ですから、自宅で装着していても、なにかをしながらといった「ながら装着」で、あっという間に時間が過ぎてしまいます。そのため子どもや親の時間を奪うことなく、気軽に取り組むことが可能です。

装着感については、口に装着した当初は違和感があるかもしれませんが、痛みを感じることはほとんどありません。また、本来の発育を促し、生まれつきの歯並びと噛み合わせを実現するものなので、後戻りすることもありません。

料金も、一般的なワイヤー&ブラケット矯正に比べるとおよそ半額で治療が完了します。

矯正法の特徴

筋機能矯正		ワイヤー&ブラケット矯正
装着＋トレーニング 歯並びを悪くする癖や習慣を解消する治療方法	治療方法	**ワイヤーで歯を動かす** すでに生えている歯を動かす治療。抜歯が必要な場合もある
外出時は装着不要 装着は1日1時間のみ。外出時の見た目は変わらない	見た目	**ワイヤーなどの金属が目立つ** 歯の表面に装置をつける場合には笑うたびに器具が見える。食事や会話がやや困難になることもある
ほとんど痛みはない 顎本来の大きさに発育させる装置なので痛みはほとんどない	痛み	**強い痛みがあることも** 治療初期には強い痛みを感じる。痛みで食事がままならないこともある
後戻り防止装置は不要 生まれつきの歯並びと噛み合わせになるため後戻りしない	治療後	**後戻りのリスクが高い** 成長や悪い習慣によって後戻りが高い頻度で起こる
矯正治療の半分程度 一般的なワイヤー&ブラケット矯正の半分の料金	費用	**高額な治療費** 一般的に80～100万円かかる。目立たない装置ならそれ以上。後戻りした場合は改めて治療が必要

顎を成長させるマイオブレース

筋機能矯正で使用するマイオブレースはシリコンでできたマウスピースです。これを上の歯と上顎を覆うように装着します。上顎部分にはタンタグと呼ばれる突起がついており、ここが正しい舌の位置になります。歯並びの悪い子や、口腔機能が正しく育っていない子は、たいてい舌が下顎側に落ちているので、マイオブレースをつけている間、タンタグに舌が触るように意識することにより自然と正しい位置に舌が導かれる仕組みです。

マイオブレースを装着したときには口を閉じるのが基本です。つまり、正しい位置に置いたまま鼻呼吸を続けることになります。口をぽかんと開ける癖がついている子にとって、スタートしたばかりの頃は違和感があるかもしれませんが、徐々に慣れて鼻呼吸も身についていきます。

マイオブレースの役割

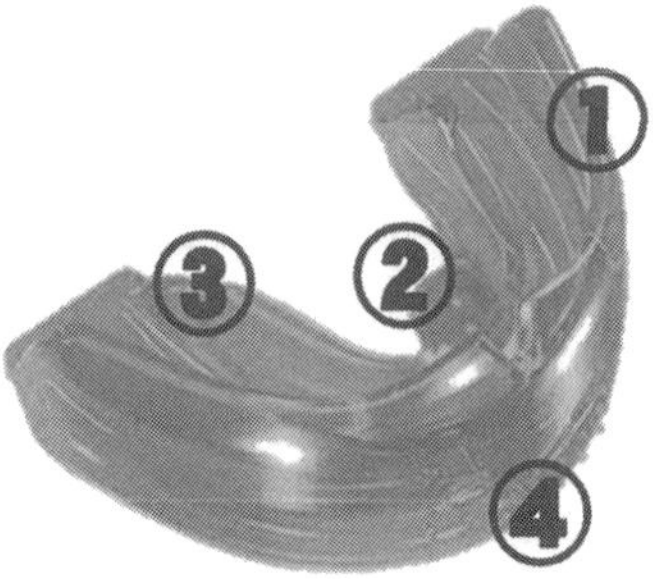

① トゥースチャンネル…前歯を整列させる
② タンタグ………………正しい舌の位置を訓練する
③ タンガード……………舌の突出を止める
④ リップバンパー………下唇を訓練する

出典：やまむら総合歯科 矯正歯科　小児予防矯正冊子

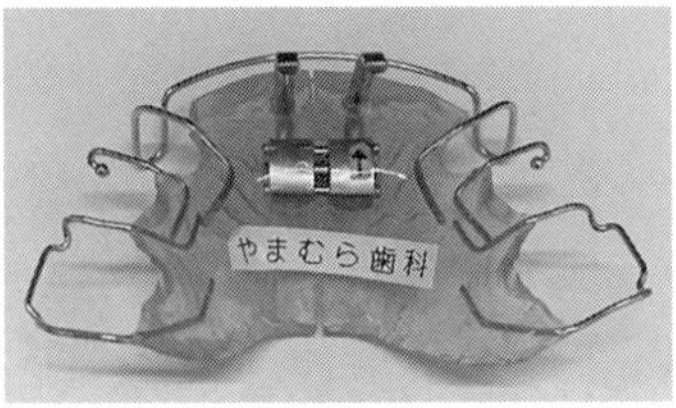

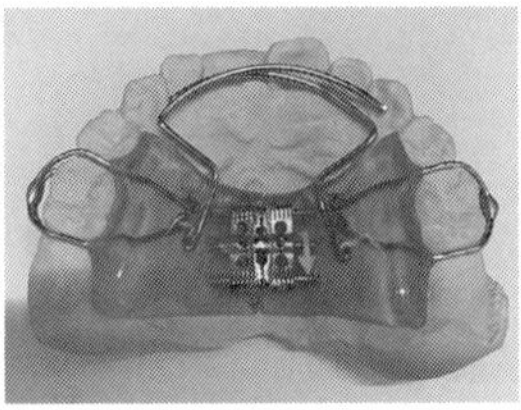

床（しょう）矯正の器具。
顎を上下に広げるか左右に広げるかでタイプが変わる。

顎は最初に上顎が成長し、その後、下顎が成長していきます。筋機能矯正ではマイオブレースで上顎を順調に成長させ、なおかつ悪い癖や習慣を改善し、下顎も自然とその子に合った成長を遂げます。

筋機能矯正を受けるまでの流れ

筋機能矯正を始めるには面倒な準備は不要ですが、私のクリニックでは筋機能矯正の勉強会を定期的に開催していますので、それに参加すれば基礎知識を学ぶことができます。

筋機能矯正は舌をはじめとする口腔機能の正しい使い方を身につけていくトレーニングです。クリニックで定期的に状態をチェックしながら自宅でのトレーニングを毎日行います。そのため親も子ども自身もトレーニングの意味を理解し、ゴールを描けていないと取り組めません。トレーニング自体は難しくもつらくもありませんが、習慣化することが非常に大切なのです。

口腔機能に発達の遅れがある子どもは容姿に特徴がありますが、勉強会では筋機能矯正に取り組んだ子どもの変化を写真で紹介しています。参加した皆さんはこれほどにも容姿が変わるということに驚くとともに、大きなモチベーションの一つになります。

その後、通常の歯科検診でレントゲンを撮り基本的な歯並びなどをチェックしたのち、本格的に筋機能矯正を開始します。

①筋機能矯正のための検査（60分）

初回は検査をします。口を頑張って閉じる、コップで水を飲むなど、動画撮影をしながら口腔機能のチェックをします。このときの子どもの様子を見るのも検査の一つです。姿勢や表情、口元の癖、話し方、発音と滑舌など、チェック項目はたくさんあります。顎の成長の遅れや口腔機能の発達具合を見る大切な時間です。

②カウンセリング（30分）

検査結果を踏まえて後日、筋機能矯正専任の歯科医師が説明に当たります。検査結果を見ながら、呼吸や飲み込みなど口腔機能の癖について説明をします。治療についての動画や写真も見てもらいます。また、筋機能矯正をしなかった場合の今後の歯並びや噛み合わせの可能性についても伝えます。

③マイオブレースの選択

筋機能矯正の実施が決定したら契約を締結します。その後、複数

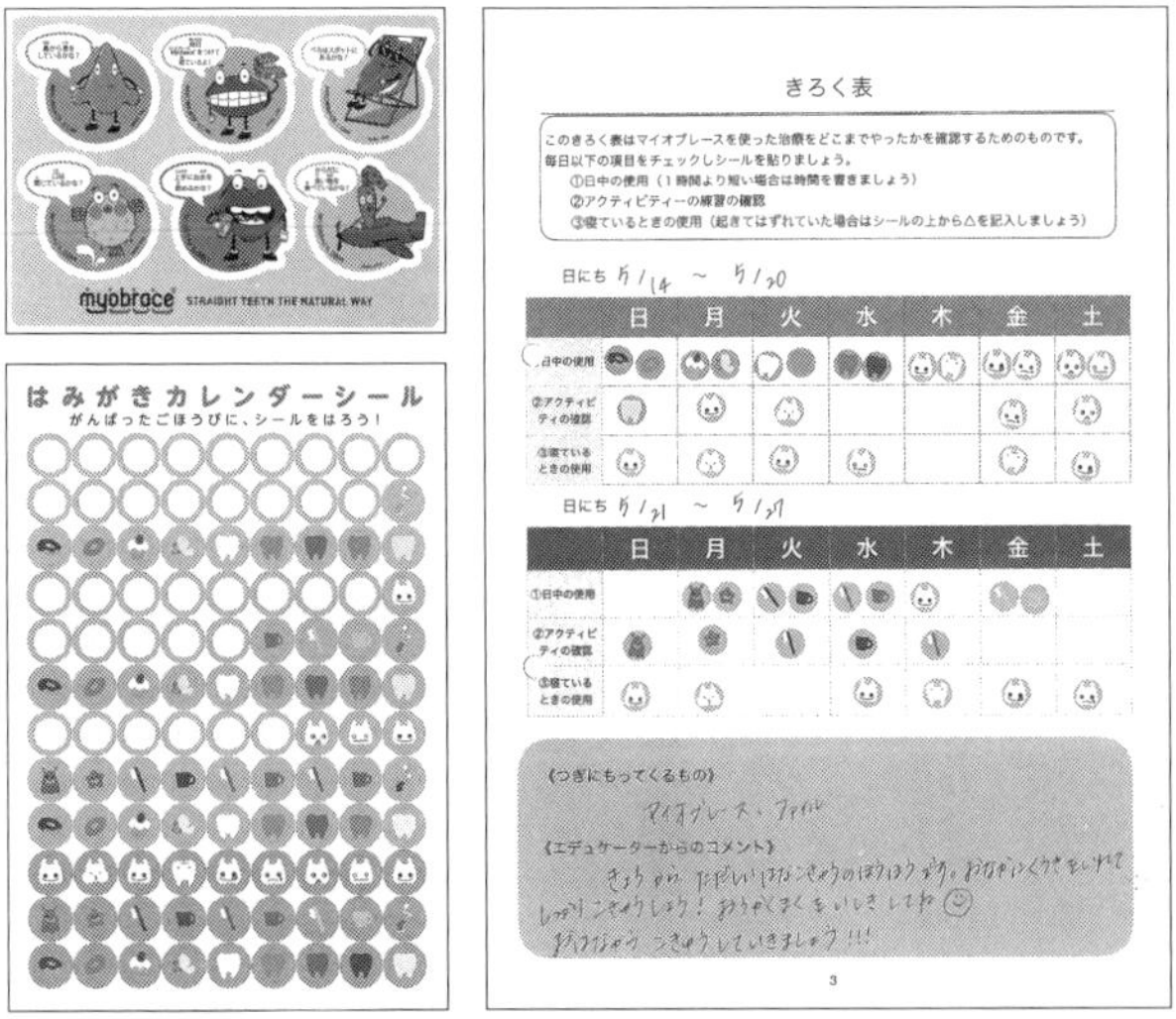

トレーニングの使用を記録するためのファイルとシール

種類のマイオブレースのなかから子どもに合った大きさのものを選び、使い方や消毒方法を説明します。最初は子どもだけでは正しく装着できない可能性があるので、親にも装着時のチェックポイントを伝えます。

筋機能矯正のトレーニングとマイオブレースの使用を記録するファイル、進行表、お口の健康手帳を渡します。手帳にはご褒美のシールを貼るようになっており、子どもたちが楽しんでワクワクしながら取り組めるようなツールを使います。自宅では親が管理をしてシールも貼ってもらいます。子どもたちはシールを貼ってもらえることが楽しみで積極的に取り組んでくれるようです。

④トレーニング（30分）

筋機能矯正で行うトレーニングを担当するのは専任スタッフで、エデュケーターと呼ばれます。アニメーションや絵本で口腔機能を改善する方法の説明をし、口腔機能を改善するためのトレーニングを、1回あたり約30分で実施します。遊び感覚でできるトレーニングも多数あります。さらに、自宅で行ってもらうトレーニングの説明と練習も行います。嫌がったり泣いたりする子はほとんどおらず、楽しく取り組んでくれます。

親には基本的に見学してもらいますが、子どもの年齢や機嫌などを考慮し、状況によっては待合室で待ってもらうこともあります。

検査で主にチェックするのは口腔機能の成長

筋機能矯正の検査では、一般的な歯科治療に加えて特別な検査を行います。口をしっかり閉じていられるかを調べる検査もその一つです。

口腔機能が正常に成長していれば口を閉じるのはなんでもないはずですが、口呼吸が癖になっているような子は下唇に思い切り力を入れ、一生懸命頑張ってようやく口を閉じられる状態です。意識して一生懸命に口を閉じてもらい、何秒そのまま我慢で

正しい嚥下でできる顎の幅

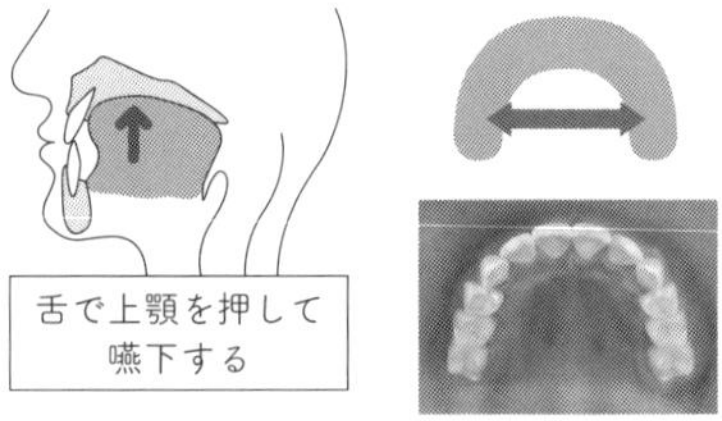

間違った嚥下でできる顎の幅

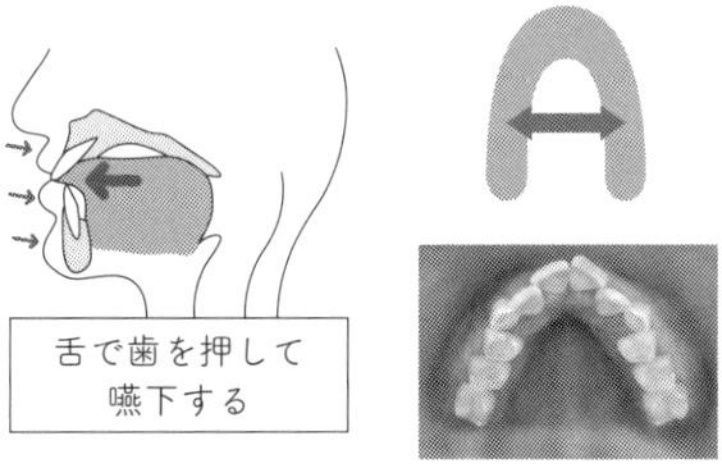

出典：やまむら総合歯科 矯正歯科　筋機能矯正冊子

きるかを見ていきます。

　コップで水を飲む検査も行います。顎や口周りの筋肉を上手に使えていない子は、いったん水を口の中に溜めても飲み込むたびに頭を縦に振る様子が見られる場合があります。舌小帯が短かったり、舌につく位置が悪かったりする子は、ごっくんしてみてと声を掛けると、舌を軽く噛んだり、口を開けて舌を下の歯に押し付けながら飲み込みます。本来は舌を上顎につけ、ぐるんと後ろ側に丸める必要があるのですが、舌の動きに制限があるために舌の位置がおかしなことになってしまうのです。

普段、どのように飲み込んでいるかは顎の成長に大きな影響をもたらします。飲み込み方が悪いと顎の形まで変えてしまいます。例えば上顎を押しながら正しく飲み込めていれば、下の歯の歯並びは前歯の部分が緩い角度の円状になります。しかし舌がうまく使えていないと、前歯側を頂点にした三角形のような歯並びになってしまいます。こうなると前歯がきれいに並びきらず重なり合ったり、ねじれたりしてしまいます。

呼吸もチェックが必要です。鼻から吸って、鼻から吐くことができているかを確認します。最近のマスク生活は口呼吸の子にとって息苦しく、今まで以上に口を開けっ放しにしてしまう傾向があり、口腔機能の成長がますます阻害されているようです。

そのほか、歯並びのチェックとしては隣り合う乳歯の間隔をまず見ます。6歳臼歯がすでに生えている場合は前歯から6歳臼歯までのスペースを確認します。スペースが狭い、もしくは隙間がない場合は永久歯が正しく生えてきません。ここが永久歯の生える部屋の広さを決めてくれているのです。さらに6歳臼歯がどう噛み合っているかをチェックします。うまく噛めていない場合は顎の成長が遅れている証拠です。

クリニックと自宅で行うトレーニング

筋機能矯正のトレーニングは基本パターンだけで20種類以上あります。それぞれの説明を約6分間のアニメーションで学び、クリニックと自宅でやってもらいます。20種類というと難しそうとか覚えられるかなどと心配する方もいますが、トレーニングの内容は難しいものではありません。ただし、これまでの悪い習慣や癖がある子の場合は、すんなりできないこともありますが、毎日続けていくことで少しずつできるようになっていくので心配はいりません。

例えば唇を内側に巻き込んでから、パッと音を立てて口を開く動作をします。口周りの筋肉が発達していないと、音が鳴らないとか、上唇と下唇がこすれるような音しか出ません。

鼻呼吸の練習も最初は難しい子がいます。横隔膜を使って呼吸をするために、吸ったときに肩が動かないように、まず2回呼吸します。次に息を吐いたら鼻をつまみ、頭を左右と上下に数回振ります。口を閉じたまま少し我慢をし、苦しくなり過ぎないところで鼻から指を離すと、自然な鼻呼吸ができます。もし口を開いてしまうなら軽くテープを貼ってチャレンジしてもらいます。アレルギーなどで鼻が詰まっているときにこのトレーニングをすると鼻が通るようになります。

コップから水を飲むときに頬ではなく、舌の上に水を溜めてから飲み込むことのできない子には、舌を上顎につける練習もしてもらいます。口を開けて

口周りの筋肉のチェック方法

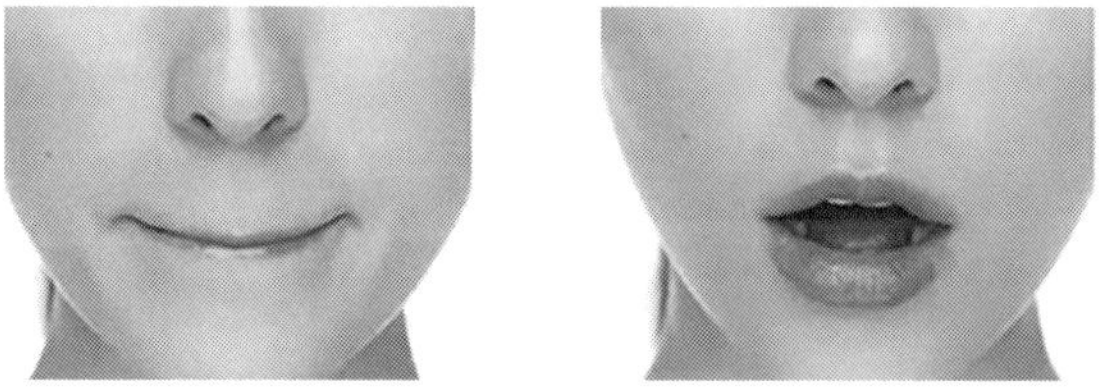

唇を口の内側に巻き込み（左）、「パッ」と音が鳴るように口を開く（右）。音が鳴らない、上下の唇がこすれるような音しか出ない場合は筋肉が発達していない恐れがある。

いても構わないので、舌全体を上顎につけます。舌小帯が短くて上顎に届かない場合には、小指1本を上顎につけて、指に舌をつけても構いません。このトレーニングを続けていくと、舌の上に水分や食べ物を乗せた状態からごっくんと飲み込むことができるようになり、食べ方や噛み方が以前よりも上手になっていきます。小学校低学年までは風車や吹き戻しなど、遊び要素の強い道具も取り入れ楽しんでできるように工夫していきます。

　クリニックでのトレーニングは30分ほどなので、飽きることなくあっという間に時間が過ぎてしまいます。最後に自宅でやってもらうトレーニングを伝えます。例えば唇でパッと音を立てるトレーニングなら30回を2セット、舌を上顎につけるトレーニングは1分間キープを2セットといった具合です。

　自宅でのトレーニングの状況は日々ファイルに書き込み、できたかできなかったかを親の確認のもとで記入してもらいます。

マイオブレースを自宅で使う際の注意

マイオブレースは日中1時間と就寝時に自宅で装着してもらいます。日中はテレビを見たり、本を読んだりしながらの、ながら装着でも構いません。ただし、装着しているときに口が開いてしまっていると意味がありません。ぼーっとテレビを見ていたり、ゲームをしたりしていて、うっかりいつもの癖で口が開いてしまわないよう親が注意することが必要です。

私が勧めるのはマイオブレースを装着したまま、バランスボールに座ってテレビを見たり読書をしたりするトレーニングです。バランスボールは姿勢を正しく維持しないとなかなかうまく座れません。口呼吸の子の特徴である猫背や、顎を上にあげた格好では座っていられないので口を閉じやすくなりますし、体幹のトレーニングにもなるため一石二鳥です。

もちろん、エデュケーターからも事前に、口を閉じていなければマイオブレースの意味がないことは子どもに丁寧に説明します。口を開けているときに親が声掛けをすることも約束の一つなので、子どもも反発せずに頑張ってくれます。どうしても口を開けてしまう場合には、子どもの口をテープで軽く留めます。最初はテープがすぐにはがれてイライラする子もいますが、ほとんどの子は少しずつ慣れてくれます。就寝時は親がずっと見張るわけにはいきません。口を開けて寝ていることに気づいたときは、テープを貼って鼻呼吸ができるようにするとよいです。

月に1度の通院と数カ月に1度の診察で、顎の成長と口腔機能をチェック

通院は月1回が基本です。自宅でのトレーニングができているかどうかをエデュ

ケーターがチェックし、うまくできるようになっていれば次のトレーニングに進みます。課題がクリアできていない場合には同じ宿題をさらに1カ月やってもらうこともあります。

新しく生えてきた歯がある、乳歯が抜けたりなど、口の中の状態に変化があった場合には、歯科医師が口の中をチェックし、トレーニングの変更を検討したり、マイオブレースを交換したりして成長に合わせたきめ細かなケアを行います。

筋機能矯正を始める最適年齢は6歳

私たちの体の器官や機能はそれぞれ個々に発達し、部位によって成長スピードのピークを迎える時期が異なります。例えば身長は小学校高学年から急に伸び始めます。98ページの図は20歳になったときの成長を１００％としたときに、各部位がどの年齢

スキャモンの発育成長曲線

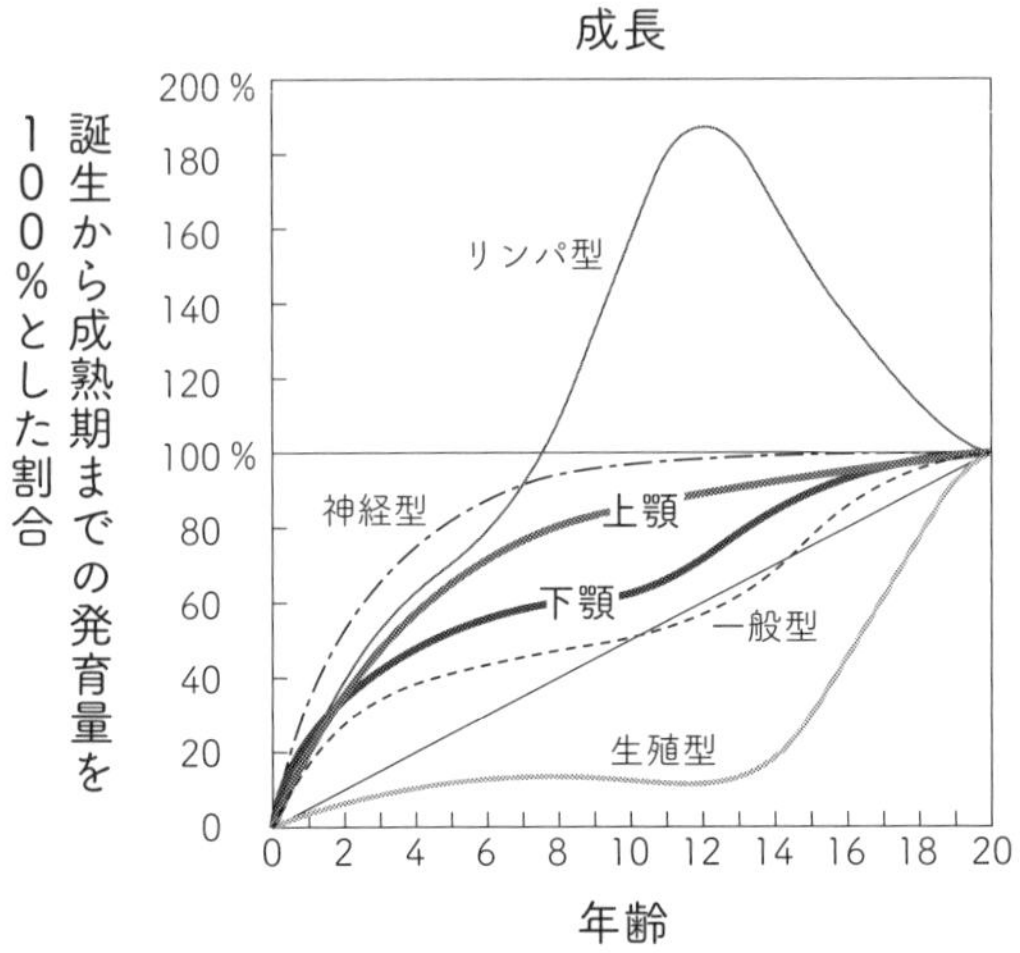

出典：SCAMMON R. E（. 1930）
The measurement of the body in childhood（一部改変）

でどれくらい成長するかを示した「スキャモンの発育成長曲線」と呼ばれるグラフです。グラフ内に書かれている生殖型とは、男子の陰茎や睾丸、女子の卵巣や子宮の発育や、男性ホルモン、女性ホルモンの分泌、リンパ型は免疫力に関係する扁桃やリンパ節の発達、神経系型は脳や脊髄、視聴覚に関わる器官などの発達を示しています。

　一般型は身長や体重、呼吸器、消化器、肝臓などの発育を示し、筋機能矯正のテーマである顔面の成長もここに属します。成長の経過はまず5歳までに40～45％の成長、10歳頃までに80％の成長が終わり、残りの20％が20歳までに、といったイメージです。

ただし、歯並びに関わる成長については少し早まり、10歳頃までに全体の85～90％の成長が完了してしまいます。つまり、顔のつくりの良し悪しを決めるともいえる顎の幅、高さ、深さについては10歳までに健全な成長が終わっていなければなりません。ですから筋機能矯正の終了も10歳までが基本で、10歳を超えると、筋機能矯正をやっても適切に成長させることができなくなります。

そして始める適齢期についていうと、筋機能矯正を実施しているクリニックのなかには乳歯の生えそろう3歳半頃としているところもありますが、私のクリニックでは6歳を最適年齢と考えています。

顎の成長や悪い習慣を修正するためだけを考えると、できるだけ早くから始めたほうが効果は高いと思います。しかし筋機能矯正は毎日自宅でトレーニングをしなければなりませんし、マイオブレースを装着する時間を設ける必要もあります。幼児はなぜやらなければいけないのかという意味を理解するのが難しく、一度イヤと感じてしまうと二度とマイオブレースをつけてくれなくなる子もいます。

しかし、小学1年生の6歳頃になると、理屈が分かるようになります。筋機能矯正の説明動画を見せたときの反応も、6歳を境に子どものほうからやってみたいとか、こういうふうにはなりたくないとか、自分の考えや気持ちを言葉にしてくれる子が増えるのです。憧れのアイドルやスポーツ選手がいる子の場合には、格好良く、あるいは美しく、かわいくなるために頑張ろうともしてくれます。歯を支える骨も8歳頃までは軟らかく、歯並びを整えるにも好都合です。ワイヤーを使った矯正をしなくても、顎の成長に伴い骨の位置が自然と移動してくれますし、後戻りを心配する必要もありません。ですから遅くとも8歳までに始めてほしいというのが私の考えです。

筋機能矯正に最適なスタート時期は6歳、終了は10歳というのが私の結論です。もちろん子どもが納得してトレーニングを毎日頑張れるようであれば6歳未満から始めても構いません。また10歳以降でも、舌の位置の修正や、口呼吸など悪い習慣を改善できることはたくさんあります。歯並びや噛み合わせ、口周りの習慣で気になることがあれば筋機能矯正を行っている歯科医師に相談するのが正解です。

半年で前歯のねじれが戻り、歯列が整い始める

筋機能矯正を始めると、早い子は3カ月くらいで目で見て分かる変化が表れます。下顎の成長が遅れていて下の前歯がねじれて生えてきていた子でも、半年ほどするとねじれが戻り、歯のがたつきが目立たなくなってきます。

そんなときにはマイオブレースをつけているからですねと親から感激されるのですが、マイオブレースは歯を動かすものではありません。マイオブレースを毎日装着し、トレーニングを続けたことで悪い習慣や癖が改善されて、顎が成長したからです。こういったところが筋機能矯正を理解するうえで難しいのですが、あくまでも子どもの体が、筋機能矯正を始めてトレーニングを続けたことをきっかけにして本来の姿に戻ろうとする力を発揮しているからにほかなりません。

気道が広がり呼吸がしやすくなる

筋機能矯正を始めると鼻呼吸ができるようになり呼吸が深くなります。一方、口呼吸をしている子はたいてい呼吸が浅く、持久力の必要なスポーツが苦手で呼吸が苦しくなりがちです。夜、熟睡できない子も目立ちます。夜中に何度も目を覚ましたり、いびきをかいたりするのも口呼吸が影響しているケースが多いといえます。

呼吸が浅くなる原因は、舌が下顎側に落ちた、低位舌《ていいぜつ》と呼ばれる状態になっているからです。わが子が低位舌かどうか判断する目安として、舌のふちがギザギザになっていないか確認をしてみると分かります。低位舌の子は、舌を下の前歯に押し付けるのが習慣になっているので、舌の縁がギザギザやビラビラした状態に見えるのです。

舌が上顎についた正しい位置にあれば、のどに向かう気道が確保され呼吸がしやすくなりますが、低位舌の場合には舌が気道を押しつぶすような状態となり呼吸がしづ

正常な舌の位置

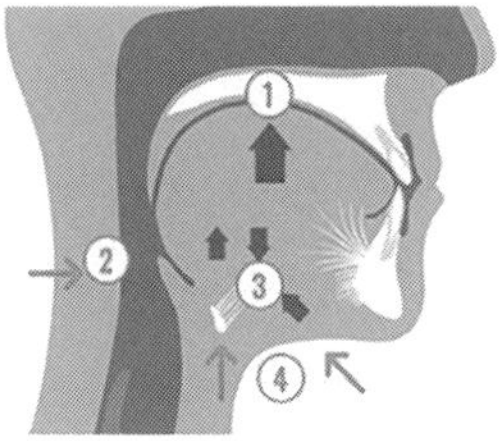

① 口の中が常に舌でうまる

② 気道が広がり息がしやすい

③ 舌の筋肉が全体的に上がる

④ 横から見ると顎下が引き締まっている

低位舌の舌の位置

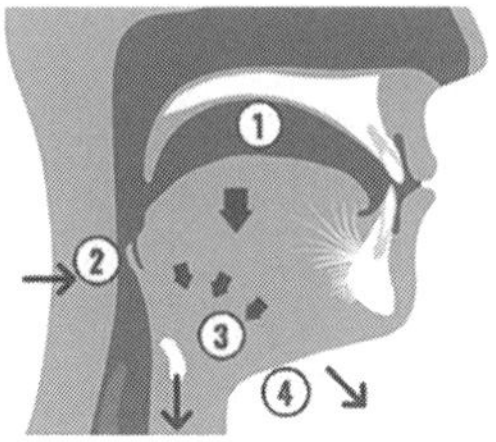

① 上顎と舌に常に空洞がある

② 舌が気道を圧迫して息がしづらい

③ 舌の筋肉が全体的に下がる

④ 横から見ると顎下がたるむ

低位舌の見分け方

舌の側面にビラビラとした歯型の跡が見られる

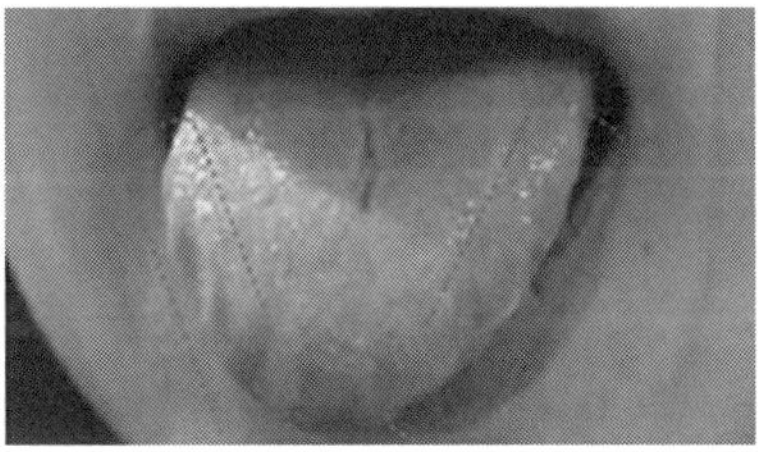

らくなります。試してみると分かりますが、低位舌にするとのどの奥が苦しく感じると思います。そのために口を開けて呼吸をしようとするのです。

筋機能矯正では寝ているときにマイオブレースを装着しますから、強制的に舌は上顎につき、気道が広く保たれます。狭い気道で苦しそうに口で呼吸していたときとは違い、鼻から吸って鼻から吐く、穏やかな呼吸に変わるのが見ていて分かるはずです。

子どものうちに低位舌を改善しておけば、睡眠時無呼吸症候群の芽を摘んでおくことにもつながります。

目鼻がはっきりした顔立ちには、上顎と下顎の正しい発達が必須

筋機能矯正を始めるきっかけは一般的に、受け口、出っ歯、歯の重なりといった歯

並びに関することが多いのですが、相談に来た子の顔を見ると歯以外にも、さまざまな顔の特徴が見られます。

例えば目の下のクマです。夜の睡眠が浅いせいで、常に睡眠不足の状態のためにクマができやすく、下まぶたの下が青くへこみ、体調の悪そうな顔色をしています。

また、頬骨が未発達であることも珍しくありません。そもそも幼児の顔立ちは頬骨が高く頬がふっくらしていながら鼻が低い特徴があります。そこから正常に発育していくと、上顎が大きくなり、続いて鼻が高くなり、下顎が大きくなっていきます。ところが幼児の段階で頬骨が正しく成長しなかった場合、小学校入学の頃には鼻がぺちゃんとつぶれ、頬と唇の両端が下がっ

顔立ちの変化

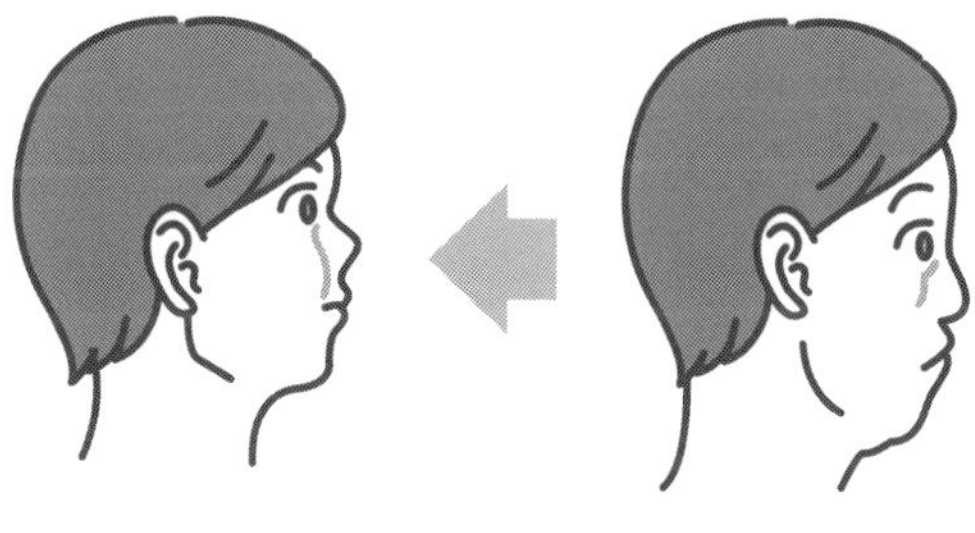

たような顔立ちになりがちです。

筋機能矯正を開始すると舌の位置によって、徐々に上顎の幅が広がってきます。すると上顎に押されて頬骨も高くなっていき、顔立ちがはっきりしていきます。

また、目の下側の白目が見える三白眼になっている子も多く見られます。頬骨の低さに皮膚が引っ張られ、下まぶたも下がってしまうからです。このまま大人になると、三白眼に加えて鼻の下が長い顔立ちにもなりがちですが、筋機能矯正によって頬骨の成長を促進できれば、目鼻立ちがはっきりし、その子ども本来の顔立ちになっていきます。

肥満や視力など、健康の問題も改善していく

歯並びが悪く、噛み合わせが悪い状態の子は健康面の問題を抱えることが多いので

すが、筋機能矯正を続けていくと問題が改善される場合があります。

例えば食が細く低体重気味だった子がきちんと噛めるようになると、食欲が出てしっかりした体つきになることがあります。親は好き嫌いが多いからだろうか、胃が小さいのだろうかと心配していたところ、実は噛むこと自体がつらかっただけという、驚くような結果のこともあるのです。

ある子は硬いものを嫌がるので軟らかく食べやすいものばかりを母親が食卓に出していたため、ハンバーグやカレーライス、ラーメン、軟らかいパンなどを流し込むようにたくさん食べて肥満になっていました。二重顎となり、運動が苦手でした。そのため筋機能矯正を始めてからは、親にメニューの改善を頼み、硬めの煮物や小魚を食事に出してもらうようにしました。おやつも野菜スティックやナッツ類に代えたところ、2年間でほぼ標準体重に近くなり、二重顎はなくなりサッカーチームに所属してスポーツを楽しむまでになりました。

視力が改善した例もあります。ある女の子は三白眼で、小学校1年生の段階で0・7を切る視力でした。しかし、筋機能矯正を始めてから三白眼が目立たなくなり、視力が1・0まで回復しました。また、目で物をとらえるスピードが速くなった子もいます。スポーツには動くものをとらえる動体視力が重要になることが多いですから、スポーツに力を入れている子にとっても筋機能矯正は大変有効と考えられます。

心の悩みが解決し、集中力もアップする

小学3年くらいになると、周りの子と自分の違いに気づくようになります。身長が高いか低いかや、太っているか痩せているか、目がぱっちりしているか細いかなど、人との違いを意識し、なかには自分の体に対するコンプレックスをもつ子どもも出てきます。

口腔機能の発達に問題があると、歯並びや顔立ちなどがコンプレックスになることが多くなります。自分はかわいくないとか、ダメな子だと思ってしまうと、人前に出

るのを避けるようになり、さまざまな場面で消極的になってしまいます。歯並びの悪さを友達に指摘され給食の時間に口を開くのが怖くなってしまう子もいます。

口呼吸が続くと口内が乾燥し、口臭の原因になります。歯並びの悪さから歯磨きも行き届かないので、余計に口臭が強くなる子もいます。そして口の臭いが気になって友達と話すときも消極的になってしまう場合もあります。筋機能矯正の最初のカウンセリングで、学校での様子や友達関係を親に聞くと、友達ができなくて心配しているとか、やる気がなくて困っているなどの精神的な問題が浮かぶことがあります。

私のクリニックで診ている子どもには幼稚園の年長児や小学1年生くらいが多いので、いきなり本人にデリケートな話を聞くことはできませんが、担当のエデュケーターと仲良くなってくると、周囲に嫌われているとか悪口を言われているなどと話してくれる子もいます。そんなときには筋機能矯正を続けると格好良くなれるし、勉強やスポーツも頑張れるようになると励まします。

もちろんすぐに結果が出るわけではありませんが半年、1年と筋機能矯正を続けるうちに、歯並びが整い口臭も治まってきます。親からは楽しんで学校に行っていますとか、友達ができたみたいなどとうれしい報告を受けることも少なくありません。

筋機能矯正を始める前は学校で落ちつきがなく、集中力が続かないと担任の先生に指摘されていた子が、トレーニングを始めてからは背筋を伸ばし集中して授業を聞けるようになったという例もあります。クリニックでのトレーニングの様子を見ていても、エデュケーターの話を聞く際の目線、返事などが徐々にしっかりしてくるのが分かります。性格が変わるというと大げさかと思いますが、子ども自身にも自分のために頑張っているといった自覚とやる気が生まれ、治療に積極的になるだけでなく、さまざまな場面で前向きになるのだと思います。

第4章

子どものやる気と、親・スタッフの連携がカギを握る

筋機能矯正で行う口腔トレーニングと注意点

一流スポーツ選手はなぜ歯列矯正をするのか

筋機能矯正の期待される効果の一つに、運動能力を向上させスポーツを上達させることがあります。そもそもスポーツで十分に力を発揮するには、正しい姿勢を保つことが大切です。

人の頭は重く、体に負担をかけないように立つためには、横から見たときに耳の穴、肩関節の先端、太ももの付け根の外側に出っ張った骨、膝の中心、くるぶしの前側の5カ所が一直線になっている必要があります。スポーツをしない人でも、これが基本の立ち方です。そり返ったり前かがみになったりすると、重い頭が首や肩に負担をかけ、体の機能を十分に発揮できなくなるのです。

スポーツでは、この基本の立ち方に加えて、そのスポーツ独特の基本姿勢を取る必要があります。膝をこれくらい曲げて、足の幅はどれくらいで、腕の位置はここといった具合です。例えば相撲なら四股《しこ》を踏む姿勢が基本になります。そうしたスポーツ特有の姿勢を見てみると、多くの場合、頭の重さが体の動きを邪魔しないように工夫されているのです。

基本の姿勢が取れているからこそ、そのスポーツに必要な動き、力の入れ具合がうまくいくのです。優れたスポーツ選手は姿勢の維持とバランスを取る能力が高いことは多くの論文でも発表されているほどです。

**小学生が習っている
習い事ランキング**

1位	水泳
2位	音楽教室
3位	学習塾
4位	通信教育
5位	英語塾・英会話教室
6位	体操教室
7位	習字・書道
8位	そろばん
9位	サッカー・フットサル
10位	ダンス（バレエ以外）
11位	その他スポーツ
12位	武道（剣道・空手など）
13位	バスケットボール
14位	バレエ
15位	プログラミング・ロボット教室
16位	野球・ソフトボール
17位	絵画教室・造形教室
18位	PCスキル
19位	ボルダリング

学研教育総合研究所「小学生白書WEB版」

正しい立ち姿と悪い立ち姿

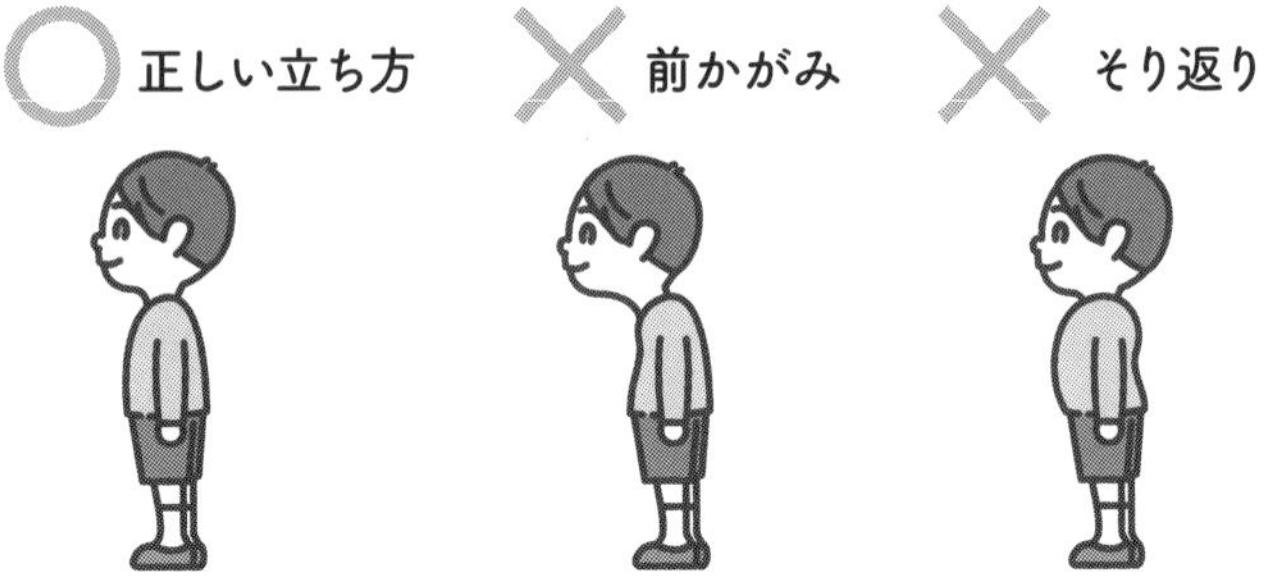

しかし、歯並びが悪い子や噛み合わせの悪い子は、正しい姿勢を取ることが難しいのです。口呼吸で口をぽかんと開けた状態が癖になっている子は、常に顎が上がり、後頭部と首の後ろに負担がかかっています。体幹も弱く、背筋を真っすぐに伸ばすこと自体が苦手です。

オリンピックに出場するような日本人選手を見ていると、歯列矯正をしている選手を見かけることがあります。フィギュアスケート、水泳、ゴルフなど、さまざまな種目の選手が歯列矯正を行っていることから、運動能力と歯並びや噛み合わせに大きな関連があると推測できます。

猫背で体幹が弱いまま、スポーツに適した姿勢を

口呼吸の子の特徴

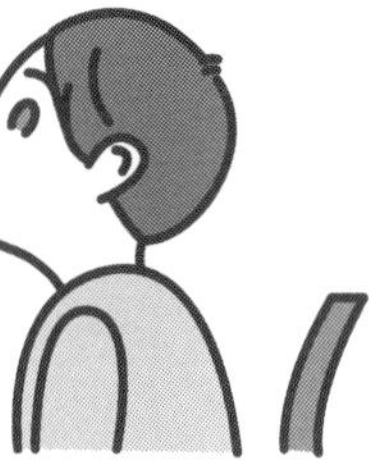

口をぽかんと開けている子は、顎が前に出て
首の後ろに負担がかかりやすい

取ろうとするとバランスが崩れ、踏ん張りがききません。高くジャンプする、すばやく動くといった動作が苦手なのはもちろん、転倒しやすくケガに泣かされることも少なくありません。一生懸命に筋トレをしても、体を動かそうとしたときにバランスを崩してしまい、もっている力を十分に発揮できず悔しい思いをすることもあります。

優秀な選手はたいてい歯並びと噛み合わせが良く、また問題がある場合には、オーダーメイドのマウスピースを装着するなどして試合中の噛み合わせを整えている様子が見られます。マウスピースをすることで、より強く噛み締め、体に力を入れることができますし、静止時も動いているときも体のバランスが良くなり、視覚や聴覚、状況把握能力なども向上するのです。

もし、わが子が10歳未満であれば、歯並びと噛み合わせを本来の形に整えることで、今習っているスポーツはもちろん、将来別のスポーツにチャレンジすることになったとしても、パフォーマンスを上げることができるのです。

水泳も楽器演奏も、歯並びが良いほど上達できる!?

スポーツをする子が筋機能矯正を受けたほうがよい理由はほかにもあります。まず、しっかり噛めるようになることで、なんでも食べられて栄養を十分に取ることができる点です。上下の歯で噛み締めることで受ける刺激は、脳の運動をコントロールする部位を活性化してくれます。

スポーツで大切なバランス感覚は、上下の歯の噛み合う面積が広いほど安定します。

ですから奥歯の噛み合わせはスポーツ選手にとって非常に大切です。小学校高学年頃に12歳臼歯が生えてきたところで、噛み合わせが適切でなければ噛み合う面積は広くなりません。そのためにも筋機能矯正が必要なのです。

また、習い事ランキングトップの水泳に関しては、口呼吸が癖になっていると、水泳の正しい呼吸法である鼻で吐いて口で吸う動作ができません。基本的に水泳では呼吸を止めず、顔が水についている間は鼻から息を吐きます。もちろん遊びで泳いでいるだけであれば口から吸って口から吐いても問題ありませんが、クイックターンや背泳ぎでは鼻から息を吐かなければ、鼻に水が入って苦しくなってしまいます。ですから、水泳で上級クラスに入りたいとか、もっとうまくなりたいと思っているのであれば、鼻呼吸を身につけておく必要があるのです。

さらに楽器を習う場合も筋機能矯正が重要になるケースがあります。口で演奏する管楽器は前歯が出ているとか、八重歯があると演奏に支障をきたします。リードと呼ばれる口にくわえるマウスピースを使うクラリネットやオーボエは、前歯に凹凸があるとそこに舌が強く当たり痛みを感じたり、舌を傷つけたりしてしまうこともあります。

管楽器を演奏する子が中学生になってからワイヤーによる歯列矯正をすると、美しい音を出せなくなったり、唇に傷をつけたりと悲しい思いをします。見た目を気にして歯の裏側に装置をつけると、スタッカートのように音を切るタンギングをしたときに、装置に舌が当たりケガをする原因になってしまいます。

マウスピース矯正なら大丈夫かといえば、一日に何時間も練習をする子が、その間マウスピースを外して演奏していれば歯の移動が遅くなるのはもちろん、楽器を演奏しているときに舌で歯を押す圧力によって歯の移動が妨げられてしまう可能性もあります。

中学生になって吹奏楽部に入る可能性のある子で、顎の成長に問題がある場合は、小学生の間に必ず顎の成長を促しておく必要があります。顎を広くし、前歯が真っすぐ生えるように整えることが管楽器の上達には不可欠だからです。

ガムを噛むとポジティブになり、学習意欲が増す

口腔機能の一つである噛むという行為は、勉強をするために必要な集中力や記憶力を高めます。

噛むことによって歯の下に隠れている顎の骨や組織が刺激を受け、その刺激が神経を通って脳に届くことで、脳が活性化するのです。特に記憶力に関与する海馬が、噛むことによって刺激されると、学習能力や判断力が向上するのです。

スポーツ選手が試合中にガムを噛んでいる様子を見かけますが、上下の歯で噛むことで思考を鋭くする効果を得ています。味方の動き、相手の戦略を解析し、次にどう動くかなど、瞬時に判断して即座に体を動かす力が噛むことによって引き出されるのです。

噛むことでリラックス効果を得ることもできます。視覚、聴覚、嗅覚など、五感で

得た情報は、脳の扁桃体に伝えられます。扁桃体は感じた情報が心地良いか、そうでないかを判断する場所なのですが、噛むことで得られる脳への刺激は扁桃体の活動を抑えるといわれています。もし、不快な情報が脳に入ってきても、噛む刺激を受けるとその情報をシャットアウトできるわけです。

例えば勉強中に窓の外から大きな音が聞こえてくると、集中が途切れてしまうことがあります。しかしガムを噛んでいると、そうした不快な音などを扁桃体が感じづらくなり集中が続くのです。

さらに、ガムのように同じリズムで噛む動作を繰り返すことでセロトニンという脳内物質が分泌されます。セロトニンは別名「幸せホルモン」とも呼ばれ、気持ちを安定させる物質です。恐怖や驚きなどのストレスを感じたときに分泌されるノルアドレナリンという物質の働きをコントロールし、気持ちをポジティブにしてくれます。反対にセロトニンの分泌が減少すると、不安や落ち込みを感じる、集中力を欠く、寝起きが悪くなるなど不快な症状が表れます。

こうしたことから、勉強中に集中力が落ちたとき、ガムを噛むと頭がクリアになって記憶力や判断力が向上するのです。できないとかうまくいかないといったネガティブな思考も排除され、自分はやれる、目標を達成できるといった自己肯定感が生まれ、学習意欲が高まるのです。

ただし、このときにきちんと噛み合わせが整っていなければ顎や口の中の骨、関節、筋肉などに負担がかかり、リラックスや集中するどころか、疲労を感じることになり逆効果です。また、ガムは虫歯にならないよう糖質の入っていないものを選ぶ必要もあります。

どんな習い事よりも優先してほしい筋機能矯正

小学生の４人に３人が習い事をしている一方で、筋機能矯正を受けている子はごくわずかです。筋機能矯正が日本に導入されてから年月が浅いのはもちろん理由の一つです。しかし、顎の成長や歯並びが子どもの人生を変えてしまう以上、どの習い事よりも優先して筋機能矯正を受けるべきだと私は考えています。ほかの習い事を今以上に楽しみ、上達を早めるためにも顎の正しい成長と適切な歯並びにこだわってほしいのです。

　もちろんほかの習い事と並行して筋機能矯正を受けるのもよいと思います。習い事の練習をする前にクリニックで筋機能矯正のトレーニングを行い、鼻呼吸を意識し、舌の使い方を練習することで、自宅でのトレーニングの効果がアップする可能性は十分にあります。

　トレーニングの時間が取れないと諦めてしまう前に、毎日の生活を振り返ってみることが大事です。子どもがぼーっとテレビや動画を見たり、ゴロゴロしながらマンガを読んだり、ゲームをしたりしている時間のなかでわずか5分でもよいのです。親が子どもの体の成長に向き合う時間をつくるだけです。低学年であれば親も一緒に鼻呼吸や舌の使い方の練習をすれば、親自身の肩こりや頭痛、夜の眠りの浅さなども改善されてくることもあり得ます。

順調に進めば2年で筋機能矯正を卒業できる

筋機能矯正を実施する期間は短い子で2年、長い子だと4年くらいです。基本的には2年を目標としていますが、筋機能矯正を始めるまでの顎の成長具合や、もともとの骨格によっては効果が出にくい場合もあります。

自宅でのトレーニングやマイオブレース装着の時間を確保しなければ、筋機能矯正の治療効果は期待できません。普段の生活のなかでも、食べ方や飲み込み方、会話などを親が時々確認し、悪い習慣や癖が続いていないかをチェックしてもらうことで、治療効果が早まるケースもあります。

一般的な歯列矯正とは異なり、筋機能矯正を卒業したあとの後戻りは基本的には起こりません。しかし、筋機能矯正を終えた途端に、口呼吸を再開したり口をぽかんと開けた状態を続けていたりすると、舌が歯を押してしまい歯並びが崩れることがあります。

一般的な歯科の定期検診と同様、3カ月ごとくらいのペースで筋機能矯正を実施してもらった歯科医院で口腔機能全般の検診を続けることが大切です。

「わが子には無理」と決めつけないで

筋機能矯正が子どもの成長に良いことは分かったけれど、うちの子には難しそうだと感じる親もいるかと思います。実際、カウンセリングに来院した親にも飽きっぽい性格の子だからとか、両親とも働いているので指導は難しいなど、子どもの性格や親の事情を挙げて、筋機能矯正をためらう人も少なくありません。

心配する気持ちはとてもよく分かります。学校の宿題や、明日の準備も自分ではままならないような小学1年生くらいの子どもですから、毎日やらなければならないといった約束はハードルが高く感じるのも無理はありません。しかし、スタートしてみると当初の予想よりもやる気になってくれる子はたくさんいます。

筋機能矯正の説明動画を見て自分もやってみたいと答え、マイオブレースにも好奇心をもつ子どもは6歳児でも多くいます。子どもたちは今、自分の口がどういう状態なのか、このままだとどんなリスクが待ち受けているのか、動画を見て、エデュケーターから説明を受けることである程度理解できます。そして、マイオブレースを初めて装着するときは緊張しながらも一生懸命チャレンジします。

自宅でのトレーニングについては、専任のエデュケーターが子どもとしっかり約束を交わします。日々のトレーニングをファイルに記入してもらい、次回のクリニックでのトレーニングでエデュケーターが確認して、できたことは積極的に褒めます。呼吸の仕方が変化した、姿勢が良くなってきた、顎が成長している、舌の動きが正しくなってきたなど、具体的に子どもができるようになったことを言葉にして褒めていきます。

勉強でもスポーツでもそうですが、子どもはこの指導者は信頼できると思ったら、その人の言葉に従うと良いことが起きると思い期待に応えようとするものです。

子どもをやる気にさせるエデュケーターの存在

筋機能矯正ではエデュケーターが非常に重要な役割を担っています。トレーニングは短い時間とはいえ、子どもにとっては苦手なことにチャレンジする場です。普段は一生懸命に取り組む子でも、日によってはやりたくないとか、どうしてやらないといけないの、などと駄々をこねるようなときもあります。

筋機能矯正は自宅でのトレーニングがなにより大切です。クリニックでのトレーニングは自宅で行うトレーニングのための指導ですから、そこでうまく内容を伝えられないと1カ月の自宅でのトレーニングが無駄になってしまいます。

そこでエデュケーターはさまざまな工夫をしています。

予約時間に来院した子どもの顔や雰囲気を見て、機嫌よく頑張ってくれそうだと判断したときには、どんどんトレーニングを進めます。一方で、ちょっと手こずりそうな雰囲気だと感じたときには、その子の好きなアニメやゲームなどの話を振って気持ちがエデュケーターのほうに向くのを待ちます。話に乗ってきたところで、頑張ってトレーニングを終わらせたら話の続きを聞かせて、などと伝えると、低学年の子は素直に頑張ってくれます。

文章にすると簡単なことに思えるかもしれませんが、実際、エデュケーターと子どものやり取りを見ていると、目の合わせ方、表情、言葉の選択、声を掛けるタイミングなどが絶妙です。エデュケーターは子どもが好きで、子どもの気持ちを理解できる人物であることは大切な要素です。

あるエデュケーターはこれまでに何百人もの子どもの筋機能矯正に関わってきて、この治療のすばらしさに毎回、驚きを感じると感想を述べています。

例えば個々の子どもは初めて会ったときと1年後で筋機能矯正とトレーニングによって大きな効果が出て、体の不調が消えた子や顔立ちの変わった子もいるそうです。そんな子どもたちの姿を見てエデュケーターは、今この時期にしかこの子を変えてあげられないし、自分が手伝うことでこの子が変われるのだとやりがいを実感するそうです。だから筋機能矯正に取り組む子どもたちには、筋機能矯正を卒業まで続けさせてあげたいという思いで日々接しているのだといいます。

エデュケーターになるには筋機能矯正専門の講習を受け、自分でも勉強しなければなりません。一般歯科の学びと筋機能矯正の学びの両立をするのは体力的にも精神的にも苦労が多いと思います。しかし、子どもたちの健康を担っているという自負が、筋機能矯正に向ける情熱として表れているのです。

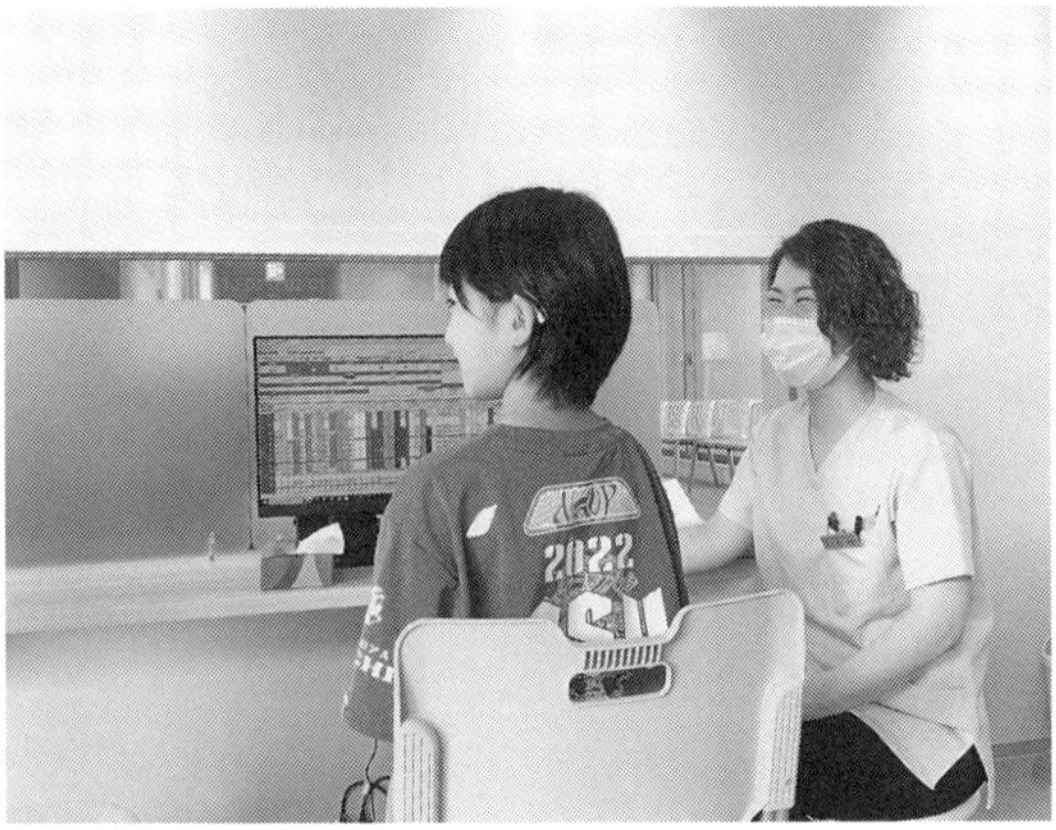

エデュケーターには知識だけでなく子どもの気持ちを理解する能力が必要

子ども主体が基本、モチベーションとなる症例写真

習い事や学習塾に行かせるきっかけは、子どもがやりたいと主張した場合と、親がやらせたいケースに分かれます。親がさせたい場合は子どもが習い事や学習することを好きになって続けてくれればよいのですが、やらされているという受け身の気持ちのままでは満足のいく成績や結果を出すことは難しいはずです。

筋機能矯正は習い事よりもさらに本人の主体性が大切になります。親がやらせたい、やってほしいと思っても、子どもにやりたい気持ちがなければ、マイオブレースを毎日装着することも、トレーニングを自宅で実践することも続かなくなってしまいます。親の気持ちだけで見切り発車するのは、親子げんかを生むだけで、結局はなにも達成できなくなってしまいます。

そのために最初のカウンセリングでは親だけでなく、子どもにも筋機能矯正がどう

力なアイテムは症例写真です。すでに筋機能矯正を卒業した先輩の子どもたちの、ビフォアーとアフターの写真を見せると、どの子も信じられないといった表情をします。かわいくなるためとか、格好良くなるために筋機能矯正があるという説明が、いちばん子どもたちのモチベーションになるようです。

筋機能矯正をすでに始めていて、子どもが途中でやる気を失ってしまったときにも、改めてほかの子どもたちの症例写真を見せることがあります。また、歯科医師やエデュケーターが歯科治療とか歯列矯正の経験談を話して聞かせることもあります。

例えば大人になって歯列矯正をした歯科衛生士が抜歯をしたこと、痛くてたまらなかったことを話したうえで、今やっている筋機能矯正を頑張れば歯を抜かなくて済むし、筋機能矯正をやるタイミングは今しかないと伝えます。いずれにしても親がやらなければいけないと決めつけたり、頑張りなさいと命令したりしても子どものやる気にはつながりません。マイオブレースの装着を嫌がっていたり、自宅でのトレーニングをまったくしてくれなかったりする場合には、クリニックに連絡するように頼んでいます。なぜやりたくないのか、なぜ嫌なのかの原因を探り、私たちは改めてチャレンジできるように一緒に考えていきます。

アレルギーで鼻詰まりを起こしていると治療が進まないことも

筋機能矯正に取り組んでいる間、自宅でのトレーニング以外にも親には気を配ってほしいことがいくつかあります。

一つはアレルギーに関することです。花粉症を含め、鼻炎などのアレルギーがあると鼻が詰まり、口呼吸をせざるを得なくなります。発疹、くしゃみや目のかゆみなどはアレルギーと気づきやすいのですが、少し鼻水を垂らす、鼻をすする癖などはたいしたことないと見過ごしてしまう傾向のある症状です。

筋機能矯正を始めたとしても、鼻詰まりがあると口呼吸や口をぽかんと開ける癖を改善することはできません。専門医の指導で治療を行ってもらうように歯科医師からもアドバイスがあるはずです。

私たちのクリニックで筋機能矯正を受けていた患者のなかにハウスダストアレルギーの子がいました。耳鼻科で薬をもらっているというのですが、鼻詰まりがどうしても治らず困っていました。そこで担当のエデュケーターが親に、その子の部屋の写真を撮ってきてくれないかと頼んだことがありました。

撮影した写真を見ると、部屋はきれいに片付いており、ほこりが舞っているような様子は見られません。布団やシーツも丸洗いできる素材のものを選んでいると親は言います。しかしベッドの周りにたくさんのぬいぐるみが置いてあることにエデュケーターは気づきました。小学生の女の子で人気のキャラクターらしく、大小合わせて10体ほどのぬいぐるみが枕の周りを囲っていました。

ぬいぐるみはきれいに見えても、手あかやよだれなどがつくとダニのすみかになりやすいのです。ぬいぐるみを部屋からすべて運び出してもらうと、1週間後には鼻詰まりの症状が和らぎました。親によればぬいぐるみは週に1回天日干しをしていたそうですが、布団などと同様に水洗いする必要があったのだと思います。

その後、親子で話し合い、ぬいぐるみはベッド周りからガラス扉のついた棚へと移動したそうで、筋機能矯正の治療は順調に進みました。

成長ホルモンの分泌のためには良質な睡眠が必要

寝る子は育つと昔からいわれるのは迷信でも都市伝説でもなく、科学的に正しい話です。なぜなら、体の発育に必要な成長ホルモンは夜、眠っている間に最も多く分泌されるからです。成長ホルモンは大人の体に成長していくために必要なホルモンの一つで、主に軟骨に働きかけて骨や組織を発達させます。身長はもちろん、体全体の骨格、皮膚や筋肉が発達するためにも成長ホルモンは必要です。大人になってからは古い細胞から新しい細胞に入れ替わる新陳代謝にも関与し、アンチエイジングの肝になるホルモンともいわれています。もちろん顎の発育にも成長ホルモンは大切です。

私たちが眠っているときには体と脳の両方が休んでいるノンレム睡眠と、体は眠っているけれど脳は働いているレム睡眠を繰り返しています。このうち、成長ホルモンが最も多く分泌されるのは寝入ってから1～2時間後にやってくる、最初のノンレム睡眠中です。この時間帯に深く眠れていると成長ホルモンが十分に分泌されて細胞の生まれ変わりが進み、骨や骨格の成長も促されます。

ところが口呼吸で眠っている子は、大人でいう睡眠時無呼吸症候群のような状態になることが多く、深い睡眠状態を保てません。舌が下顎に落ちている、あるいは顎が小さ過ぎるなどの理由で気道が狭くなり、呼吸が一瞬止まってしまいます。すると水中で溺れたときのような苦しさを味わいます。慌てて思い切り酸素を吸い込もうとするので大きないびきをかいたり、場合によっては目が覚めてしまったりします。

筋機能矯正ではマイオブレースを装着して眠ってもらうので鼻呼吸をしやすい状態になっています。このとき口が開いてしまっていると鼻から息を吸うのが難しくなり、結局は口呼吸となり十分な酸素を取り込めなくなってしまいます。対処法としては口にテープを貼って、口が開かないようにするというのが物理的には効果があります。

ただし、いくらマイオブレースで鼻呼吸を定着させたとしても、成長ホルモンが十分に分泌されないケースもあります。その最も大きな原因が就寝前の行動にあります。

眠りにつく1時間前に子どもがテレビや携帯端末などでゲームをしている、スマートフォンを触っているなど、強い光を目にしている家庭は少なくないと思います。パソコンやスマートフォンのディスプレイに使用されているブルーライトは非常に強いエネルギーを放っています。強い光刺激が体内のホルモン分泌のバランスを崩し、夜の眠気を妨げたり、睡眠を浅くしたりしてしまう原因になります。

室内の環境も眠りの質に関与するので、寝室の温度と湿度は季節に合わせて調節する必要があります。夏なら室温28℃、湿度50～60％くらい、冬は室温18℃前後、湿度50％くらいが目安になります。布団の中は温度33℃前後、湿度は50％前後が快眠に良いとされています。照明は子どもの好みに合わせて真っ暗にしても、薄明りをつけても構いませんが、スマホやパソコンの光が漏れないように気をつけます。

せっかく筋機能矯正を頑張って続けていても、成長ホルモンの分泌に問題があっては意味がありません。環境の調整や、子どもの生活リズムを整えるなど、親にもサポートをしてもらう必要があります。

どんな子でも筋機能矯正できれいな歯並びになるの？

私が初めて筋機能矯正に出合ったのは、オーストラリア人歯科医師による講演会でした。歯列矯正をせずに歯並びが整い、顎が本来の大きさに発育すれば、とてもすばらしいことです。

特に、極端に顎が前に出ている、上の前歯が出っ歯で噛み合わせたときに下の歯との隙間が５㎜以上あいている、歯がほかの子に比べて大きいといったケースは、生まれもった骨格が原因であるため、筋機能矯正だけでは見た目が変わるほどの変化は期待できないかと思います。とはいえ、筋機能矯正で口腔機能の使い方を学ぶことは無意味ではありません。歯列矯正を実施するにしても、口呼吸を改善し、食べ方や飲み方を正すことで、今の歯並びを少しでも矯正し、そのスピードを速められる可能性があるのです。

乳歯の段階でも、骨格を触ってみたり、レントゲンでまだ生えていない永久歯の大きさを確認したりすることで、筋機能矯正で効果が出やすいか、出にくいかはある程度判断ができます。その段階で分かることはすべて親には説明し、筋機能矯正を実践するかどうか相談することになります。

筋機能矯正を断念する理由は、たいてい親にある

筋機能矯正で効果が得られると判断して治療を始めた子であっても、全員が順調に

治療を続けられるわけではありません。自宅でのトレーニングを続けられなかったり、マイオブレースを毎日つけなかったり、ほかの習い事や学習に時間を取られて通院がままならなくなったりと、私のクリニックでは筋機能矯正を断念してしまう子が1割ほどいます。

子どもが続けられなくなる原因の多くは親にあるように思います。筋機能矯正のトレーニングより宿題や習い事を優先し、今日はやらなくてよいと言ってしまったとか、夜にマイオブレースを装着せずに寝入ってしまった子どもに対し、起こすのはかわいそうだからとそのまま放置して朝まで眠らせてしまうなど、親が妥協してしまって筋機能矯正は二の次、三の次と判断しているのです。

筋機能矯正は毎日継続することに意味があります。出かけるときにはパジャマから洋服に着替えるように、寝るときには必ずマイオブレースをつける、食後に歯磨きをするように日中のマイオブレースとトレーニングを習慣化させることが大事です。この2つに関して、しつけと同様に親が見守り支えることが絶対条件なのです。子どもだけの力で続けられるものではありません。

筋機能矯正をやると決めたら、家族全員がチーム一丸となって子どもを応援し、支えてあげてほしいのです。日中の活動で疲れきり、子どもが風呂にも入らず洋服のまま寝てしまうこともあると思います。そんなときでもパジャマに着替えさせ、マイオブレースをつけるように導きます。

父親と母親で意見が違うのも続かなくなる原因になります。筋機能矯正の契約をする前に、両親でよく話し合い、最低でも2年間は家族で頑張る意思を確認しておくことが大切です。

筋機能矯正で顔が変わった！ 性格が変化した！

筋機能矯正で歯並びが良くなり、顔まで変わってしまうなど、一度聞いただけではなかなか信じてもらえません。しかし、私のクリニックで筋機能矯正の治療を受けた子のなかには、歯並び、噛み合わせ、顔、性格など、良い方向に成長した事例も多くあります。

授業中の居眠りは口呼吸が原因だった

Ａくん（治療期間6歳〜現在8歳）

●口の中が乾き口臭がしていた

小学1年生だったＡくんは当初、虫歯の治療で私たちのクリニックを受診していました。治療の際に口臭が気になり、合間の様子を見ていると、口が閉じず舌を下唇の上に乗せるのが癖になっています。口を開けているせいで口内が乾き、口臭の原因になっていると思われました。

付き添いに来ていた母親に口呼吸を指摘し日頃のＡくんの様子を尋ねると、学校の授業中にいつも眠そうにしており、時には机にうつ伏せて本格的に眠ってしまうこともあると悩みを打ち明けてくれました。夜更かしをしているわけではなく、毎晩9時には布団に入っているそうです。しかし夜中に目を覚まし、母親のベッドにもぐり込んできて寝るものの、いびきをかくのが気になっているといいます。赤ちゃんの頃から夜中に何度も起きてしまい、3歳頃までは夜泣きもあって両親はいつも寝不足だったようです。

口の中の状態は、永久歯が2本生えてきたところです。乳歯に隙間があまりなく、下顎の成長が遅れていることは私の目にも明らかでした。このままでは下の歯がきれいに並ばず、大きくなってから歯列矯正が必要になりそうでした。

そこで筋機能矯正について説明したところ、カウンセリングを予約してくれました。カウンセリングの当日は両親そろって話を聞きにきてくれ、口呼吸を改善して夜の睡眠を深くする、昼間の活動が十分にできるようにすることを目標に筋機能矯正を開始することが決まりました。

●マイオブレースの装着だけで背筋が伸びた

Ａくん自身にも筋機能矯正について説明しましたが、姿勢は猫背で顎が上を向き、口を半開きにした状態でした。ぼーっとしており、私の話が耳に届いているのか分からない反応です。両親が、学校で眠くならなくなるから頑張ろうと、Ａくんに笑顔で声を掛けても、いいよとやる気のない返事をするのみです。

カウンセリングが終わり、初めてマイオブレースを装着してもらうと、Ａくんは「んーんー！」と言葉にならない声を発します。舌をどこに置いてよいか分からず言葉が出てこないようです。エデュケーターが優しく、ゆっくりと舌の位置や、どこに力を入れるのかを指導していくと、徐々に慣れてきてＡくん自身も安心して笑顔を見せるようになりました。

トレーニング専用の部屋に移動して、まず説明の動画を見てもらいます。子ども用の椅子に座ると、やはりＡくんは首が後ろに倒れた猫背の姿勢をしています。しかし「さっきみたいにマイオブレースを噛んでみてね」とエデュケーターが声を掛けると、自然と背筋が伸びてきました。そして動画が始まると、顔を真正面に向けてきれいな姿勢を取ったのです。それでも、口はぽかんと開いているので、エデュケーターが「上の唇と、下の唇が仲良くなるといいな」とさらに声を掛けると、口を閉じた正しい姿勢となったのです。

●「サッカーをやりたい!」よく眠れるようになり活動的になった

Aくんは学校での眠気を考慮して、習い事などはまったくしていませんでした。しかし筋機能矯正を開始して3カ月経った頃にサッカーを習いたいと自分から言い出したそうで、クリニックに来院した際に、母親からやらせても大丈夫かと相談を受けました。睡眠時はマイオブレースを毎日装着し、夜中に目を覚ますこともなくなってよく眠れるようになったというので、私からは日中の活動量を増やしてもよいのではとアドバイスをしました。

Aくんにはサッカーをするなら、上手になるために口呼吸を直して酸素をいっぱい吸えるようにすること、歯並びを良くしてパワーを出せるようにすることが大切だという話をしました。サッカーで疲れていても家でのトレーニングは欠かさないこと、そしてマイオブレースを毎日つけることを約束し、Aくんはサッカーを習い始めたのです。

2年間の筋機能矯正で授業に集中できるように

筋機能矯正を2年間続けたAくんは、口呼吸がほぼなくなり、意識しなくても口を閉じていられるようになってきました。生えてきた永久歯もきれいに並んでいます。

学校の担任の先生からは、授業中もしっかり話を聞き、発言もたくさんしていますと褒めてもらっているそうです。もちろんサッカーも楽しく続けています。父親が毎朝、サッカーの自主練習に付き合ってくれていると、通院のたびにうれしそうに話してくれます。顎の成長の経過をもう少しチェックしていきたいので、あと半年くらい筋機能矯正を続けてもらう予定です。

ぱっちりした目になり、自信をもてた

Rちゃん（治療期間7歳～10歳）

顔立ちが気になる女の子

私のクリニックでは歯科治療だけでなく地域の人に向けて、さまざまな無料の講演会を開催しています。最近は妊婦や赤ちゃんのいる家族に向けて、虫歯や歯並び、口腔機能について話す機会も多くなっています。

数年前に開催したとき、会場に妊娠中だったRちゃんの母親が来ており、記入してもらったアンケートに当時7歳だったRちゃんについての質問が書かれていました。長女は下の歯並びが悪く、鼻も低く、筋機能矯正で顔が変わると聞いて女児にも効果があるのか知りたくなったというのです。アンケートには記名があり、母親は私たちのクリニックに通院していることが分かりました。そこでアンケートを母親のカルテに添付しておき、次の通院時に声を掛けました。Rちゃんは虫歯がなく、歯科クリ

ニックには通院していなかったので、一度、定期検診に連れてきてもらうことになりました。

「ママ、私の顔はかわいくないの？」

初めてRちゃんに会ったとき、顎の発達が遅れている典型的な顔だと、すぐに判断しました。後頭部側にへこんだ額、低く横に広がった鼻、顎がほとんどなく、目の下にはクマができていました。小学2年生になり友人との間でも人の顔立ちを話題にすることが増えてきたようで、Rちゃんから「ママ、私の顔はかわいくないの？」と聞かれて母親は戸惑いと悲しみで言葉が出なかったそうです。

Rちゃんの場合は明らかに顎の発育不全が原因で、顔立ちが崩れていました。しかし7歳の今なら、顎が前に出るように成長させられれば、目も鼻も口元も変化するのは間違いないと私もエデュケーターも確信しました。

筋機能矯正の検査をすると、鼻で吸い込むことのできている空気はわずかで、ほとんど口呼吸をしていました。また、唇を閉じる力も育っていません。水を飲み込むときに口を閉じてもらうと、顔を何度も上下に振って必死にごっくんと飲み込もうとするのですが、それでも数回に1度は飲み込めず唇の端から水がこぼれてきてしまいました。

最初は口を閉じることもできなかった

すぐに筋機能矯正を開始することが決まり、その日のうちにRちゃんはマイオブレースをつける練習を始めました。しかし、顎がかなり後退して成長しているために、マイオブレースをつけたまま口を閉じるのが大変そうです。緊張もあったと思うのですが、舌を上顎につけるのもなかなかうまくいきません。Rちゃんは、できないと泣きそうな顔で弱音を吐きます。母親は、これを頑張ったらかわいい顔になれるよとRちゃんに優しく言い聞かせたあと、すべてを歯科医師とエデュケーターに任せて黙って見守ってくれていました。

最初はできなくても、毎日続けていくうちに必ずマイオブレースで口を閉じることができるようになるし、そのうちにマイオブレースを外しても口を閉じて鼻で息ができるようになります。そうなると、目がぱっちりしたかわいい顔になるということを、症例写真を見せながら筋機能矯正の担当歯科医師が丁寧に説明をしました。

トレーニングのための部屋へ移動してからもRちゃんの緊張はなかなかほぐれませんでしたが、毎日のトレーニングを欠かさないことと、マイオブレースを装着する時間を十分に取ることについては約束をしてくれました。

●母親も一緒にトレーニングにチャレンジ

次に来院したRちゃんは緊張することなく、笑顔で部屋に入ってきました。「おうちでトレーニングできたかな？」とエデュケーターが尋ねると、Rちゃんはトレーニングの記録をつけているファイルを見せながら「ママと一緒にやった」と教えてくれました。マイオブレースも毎日頑張ってくれているようですが、まだ口をしっかり閉じることは難しそうです。そのためにしばらくは唇を閉じるための筋肉を鍛えるトレーニングを中心に取り組んでいくことになりました。

Rちゃんのいないところで母親に話を聞くと、下の子が生まれたばかりでRちゃんと二人きりでなにかをする時間が減ってしまったけれど、自宅でトレーニングをする時間だけはRちゃんにしっかり向き合っているということでした。Rちゃんの言っていた「ママと一緒に」というのは、実際に母親も同じトレーニングにチャレンジしてくれていたという意味だったようです。

母親にとっては簡単にできる呼吸や舌の動きが、Rちゃんには難しいことを知って、Rちゃんがものすごく努力をしていると気づいたとも母親は語っていました。筋機能矯正は家族の協力なしには進まないことをとてもよく理解してもらっていて、私はRちゃんの母親の努力には頭が下がる思いでした。

呼吸を止めて歩く練習

Rちゃんのクリニックでのトレーニングも6回目になりました。この日は、呼吸を止めた状態で歩行する練習です。口呼吸に頼ってきた子は、口を閉じたまま動くことが苦手です。この練習では鼻でも呼吸をしてはいけません。お腹に力を入れて、姿勢を正さないとたくさんの歩数を歩くのは難しいのですが、口呼吸をしてきた子はたいてい体幹が弱く姿勢も悪くなっているのです。

Rちゃんも、最初は15歩しか歩けませんでした。猫背のまま歩き出すとすぐに口が開いてしまいます。これまでに唇を閉じる練習はしてきたから大丈夫、できると励ましながら指導すると、姿勢を正して歩いているうちに20歩まで達成できました。その後に自宅でもチャレンジしてもらい、目標を50歩に定めました。

●かわいい顔を手に入れて筋機能矯正を卒業

さまざまなトレーニングを行い筋機能矯正を続けてきたRちゃんは、息を止めて50歩を歩くことが半年でできるようになりました。腹式呼吸や食べ物の飲み込み方などを習得し、家や学校でも口を閉じて生活するように注意しながら頑張り続けたのです。

約3年間の治療を終えて卒業の日、Rちゃんは鏡の中の自分をのぞいて満足そうな表情をしていました。エデュケーターが「めっちゃかわいい！」と拍手をすると、照れくさそうにはにかみます。Rちゃんの瞳はきらきらして、クマはすっかり消えています。顎も前に出てきていますし、鼻筋も通っています。3年前の写真と比べると、顔のつくりが大きく変わったことが分かります。永久歯の並びもきれいですし、今後生えてくる12歳臼歯のスペースもしっかり確保できています。両親からはこんな日がくるとは3年前には想像していなかったと感謝の言葉をもらいました。間もなく3歳になる下の子どもの口腔機能についても、今後相談していきたいとのことでした。

子犬のように舌を出す癖があり反対咬合だった園児

Kくん（治療期間5歳〜8歳）

●受け口を「かわいい」で済ましてはいけない！

幼稚園の年中のときに、虫歯治療で来院したKくんは下の歯が上の歯よりも前に出ている反対咬合（下顎前突）、いわゆる受け口の子でした。しかも、上唇と下唇の間から舌をのぞかせる癖がありました。こうした癖を子犬のようでかわいいと表現する人がいますが、口腔機能の観点からは非常に困った癖で、舌が下顎に落ちているだけでなく、舌が下唇を押すことで顎の成長が妨げられている状態です。幼児のうちはこうした仕草を「かわいい」で済ませてしまいがちですが、早期に治さないと大人になっても同じ癖が続き恥ずかしい思いをします。

母親は永久歯に生え変われば噛み合わせは治るのかと私に質問しました。私は下顎の成長が正しくないことは明らかでしたから放っておけば受け口のままで、さらに歯並びもガタガタになる可能性が高いことを伝えました。

わずかに下の歯が上の歯より前に出ている反対咬合であれば、筋機能矯正を続けることで噛み合わせを修正することは十分可能です。ただし、顎の骨格がかなり前に出ている場合は筋機能矯正だけで十分な成果を出せない場合があります。永久歯が生えそろった段階で歯の本数を調整し一般的な歯列矯正をしていくことになりますが、筋機能矯正でまずこれまでの悪い癖を修正し、顎の成長を正しくなるように促しておくと歯列矯正をした際の後戻りが少なくて済みます。

Ｋくんの場合は、筋機能矯正で十分治療可能な反対咬合でした。私のクリニックでは小学校入学後の筋機能矯正開始を勧めていますが、Ｋくんは舌をのぞかせる癖が頻発していたので母親と相談して早めにスタートすることになりました。

口を閉じてガムを噛めなかった

５歳になったばかりのＫくんにとって、筋機能矯正にどういう意味があるのかを理解することは難しく、カウンセリングでは親に続ける意思があるかどうかを十分に確認しました。母親からできる限りの応援をするのでやらせてほしいという強い気持ちを確認し、いよいよＫくんに説明をすることになりました。

まず、これまでに治療を受けたほかの子どものビフォー＆アフターの写真を見てもらい、どちらのほうが格好良い顔に見えるか聞いてみました。幼い子ですから判断ができるかは私たちも自信はなかったのですが、こっちが格好いいとＫくんが指さしたのはアフターの写真でした。反対咬合の子の横顔は、幼稚園児のＫくんにも格好悪く見えたのです。

次に歯科用のガムを噛んでもらいました。すると予想どおりにくちゃくちゃと音を立てて噛んでいます。Ｋくんに鏡を見せて口を閉じて噛むように挑戦してもらいましたが、うまくできません。一生懸命、口を閉じようとするのですがうまくいかず、Ｋくんは少しイライラした表情を浮かべました。そこですぐにガムを口から出してもらい、口を閉じられないのはＫくんのせいではないと伝えました。

その一方で、口を閉じて食べられないと大きくなってから友達に嫌がられるかもしれないこと、さっき見た写真のような格好良い顔にならないことをＫくんに話しました。どこまで理解してくれたかは分かりませんが、嫌な顔をせずマイオブレースを装着してくれました。もちろん、最初はマイオブレースをつけたときの正しい舌の位置や噛み合わせにはなりません。それでも、まずはつけてくれることが大切と親には話しました。

●興味をひく話でエデュケーターと仲良くなった

幼い子は比較的すぐにエデュケーターと仲良くなってくれます。Ｋくんも担当のエデュケーターとすぐに意気投合してくれました。エデュケーターは子どもの興味をひくためにアニメやゲームの知識を広くもってくれています。Ｋくんがモンスターを集めるゲームが大好きだったのを、担当のエデュケーターもよく知っていたので話題に事欠くことはありません。そのゲームの話をしながら、上手にＫくんのトレーニングを進めていきました。

もちろん小学生に比べると、トレーニングの意味を理解して実践するのはハードルが高かったので、必ず親にも部屋に入ってもらい、トレーニングの様子を見学してもらいます。その場で自宅でのトレーニングで気をつける点、親にチェックしてほしい点を細かく伝えるようにしました。

少しずつ約束を増やして癖を解消していく

自宅でのトレーニング以外にも、親にはＫくんの様子を注意深く観察してもらうように頼みました。テレビを見ているときやゲームをしているときに口を開けていないか、食事を飲み込むときの顔の動きはどうか、夜眠るときに口を開けていないかなどを見てもらったのです。いきなりＫくんに注意をするのではなく、様子を私たちに報告してもらうようにしました。

そして、最初はほかの子ども同様に、毎日のトレーニングとマイオブレースの装着だけを必ず行う約束事だったのですが、そこから少しずつ行う項目を増やしていきました。日々の生活で気をつけてほしいことをKくんに分かりやすく、そして嫌な印象を与えないように伝えるためです。以下はこの段階の約束項目です。

・口を開けていたら「お口」とママが言ってくれるから、そしたらお口を閉じる
・飲み物を飲むときはストローはなるべく使わずにコップから直接飲む
・食べ物を噛むときは口を閉じる
・姿勢が悪いと筋機能矯正の効果が薄れるので背中を伸ばす

これらの約束をKくんのファイルにエデュケーターが記入し、毎回「できたか」「できなかったか」を聞いてシールを貼っていきます。Kくんの好きなキャラクターのシールやご褒美のガチャガチャも用意して、やる気を失わないようにサポートしていきました。

乳歯の抜歯をきっかけにKくんが変わった

筋機能矯正を開始して１年くらいは、自宅でのトレーニングはできたりできなかったり、トータルすると３日のうち１日くらいの達成度でした。就寝時のマイオブレースも２日のうち１日できれば良いほうでした。しかし年長保育の冬頃に、Ｋくんの意識に大きな変化が生まれる出来事が起こりました。

下の前歯の永久歯が生えてきたのです。ほかの子に比べて生え始めが早く、乳歯はまだぐらついてもいません。乳歯が自然に抜けるのを待っていると、永久歯が内側に引っ込んだ状態で生えてきてしまいます。私は歯並びを考えると乳歯は抜くのがベストの選択ですと親に説明し抜歯が決定しました。

Ｋくんを励まし抜歯は完了しました。乳歯を抜くのは一瞬ですし痛みもありませんが、子どもにとって抜歯は勇気のいることです。この治療を乗り越えてから、Ｋくんは歯が正しく生えることに対する理解が進みトレーニングとマイオブレースの装着を頑張ってくれるようになったのです。

●卒業まで半年、順調に噛み合わせも整ってきた

現在、小学2年生になったKくんは最初の1本以外の乳歯は抜歯することなく自然に抜けて、顎の成長も順調です。癖になっていた舌を出す仕草も見られなくなっています。6歳臼歯の生えてきた位置も永久歯がきれいに並ぶエリアをつくってくれています。

親が気にしていた反対咬合が、現状ではまったく問題のない正常な噛み合わせになっています。私はあと半年くらいでKくんが筋機能矯正を卒業できるのではないかと予測しています。

舌小帯手術＋筋機能矯正で口を大きく開けられるようになった

Cちゃん（治療期間6歳〜現在8歳）

●舌小帯の問題で舌が十分に働いていなかった

小学校入学前に歯科健診を受けに来たCちゃんが診察室に入ってきた第一声は「い

ちゃうない？」でした。意味が分からず歯科衛生士が戸惑っていると、母親が「痛くないよ。お口の中見るだけだから」とフォローをしてくれました。Cちゃんはサ行、タ行、ラ行の発音が苦手だったのです。

Cちゃんは母親が仕上げ磨きを毎日やっているということで虫歯はないものの、乳歯の段階で下の前歯が重なる悪い歯並びになっていました。なにより問題だったのは、舌の裏側と下の歯茎の内側をつなぐ膜が短い、舌小帯短縮症であったことです。

できるだけ舌を前に出してもらっても、下の前歯の裏まで舌が届きません。上顎に舌をつけてみてと言っても、舌の先がハート型になるだけで上顎につけることはできませんでした。大きく口を開けてと頼んでも、ほかの子の半分も口が開きません。話すのはもちろん、歌うことにも苦労してきただろうとかわいそうに思えました。

●母乳が上手に飲めず、ソフトクリームをなめられなかった

母親にこれまでの育児について話を聞くと、赤ちゃんのときには母乳をうまく吸えず、母乳を搾って哺乳瓶で飲ませていたとか、ソフトクリームを舌でペロリとなめる

ことができないなど悩みが多かったことが分かりました。過去に小児科で相談をしていましたが、乳歯がすべて抜けてから手術を検討することで合意していたとのことです。しかし、舌小帯の短さから、舌を正しく使えておらず、下顎が育っていません。このまま成長すると永久歯の歯並びがガタガタになることは明らかでした。また、滑舌についても、手術のタイミングが遅くなるにつれてはっきりと発音することの難しい音が残ってしまう可能性が高いと判断できました。

　舌小帯短縮症については２００１年に日本小児科学会が哺乳（乳を飲ませて育てること）との関連はないとして、治療の必要性を否定したところから、手術はしないという方針の医療機関が増加しました（日本小児科学会「舌小帯短縮症に対する手術的治療に関する現状調査とその結果」）。20年経過した今でも、その古い考えに従う医師が多いのですが、手術の実施が早いほど術後の経過は良く、口腔機能の発達にも良い影響を与えるのは間違いありません。言葉が話せる年齢になってきても、滑舌や発音に問題を感じるのであれば、手術をしてくれる歯科医師にぜひ相談すべきだと私は考えています。Cちゃんの親にもすぐに手術をしたほうが将来のためにも良い、と私は説明をして早期の手術を勧めました。1週間家族で話し合ってもらって、手術を快諾してもらい、さっそく日帰りで手術を実施しました。

手術が終わると舌の動きが変わってきます。これまで届かなかった場所に舌が移動し、話すことも食べることも自由度が大きくなります。そのためこれまでと違う舌の長さをどう使うか、正しい方法を学ぶチャンスです。私は舌の使い方を覚え、顎を正しく成長させるなら筋機能矯正がいちばん良い選択であるということを親には説明しました。

自身の経験からワイヤー矯正はさせたくなかった父親

Cちゃんの家族のなかで、筋機能矯正に最も積極的だったのは父親でした。自身が高校生のとき歯列矯正をして、ワイヤーの痛みに耐えかねて挫折した経験をもっていたのです。社会人になってから改めてワイヤーでの歯列矯正をしたそうですが、噛み合わせが悪く、顎関節症のような痛みを今も抱えていると語っていました。娘にはそのような思いをさせたくないし、女の子だから歯並びは絶対に良くしてあげたいと思っていたそうで、筋機能矯正の考え方に興味をもってくれたのです。その後も、両親がさまざまな情報を収集し詳しく調べた結果、私のクリニックで筋機能矯正を開始することを決めました。

初回のカウンセリングには両親そろって参加し、家族の協力が必要という点を十分理解してもらうことができました。初めてマイオブレースを装着したCちゃんは舌の置き場所に困っている様子でした。すかさず、エデュケーターが指で舌の位置を何度も確認して、噛む力も指導していきます。

●自宅でのトレーニングを続けるコツは無理強いしないこと

家族の協力があると自宅でのトレーニングもマイオブレース装着も順調に進みます。Cちゃんは毎晩、入浴後にトレーニングを行う習慣がつきました。在宅していれば父親が、不在であれば母親が必ずCちゃんのトレーニングに付き合います。その後、マイオブレースをつけてベッドに向かいます。

Cちゃんをうまく乗せてトレーニングを続けさせたコツを母親に聞くと、とにかく父親が褒めまくったのだそうです。夜にCちゃんに会えなかったら、翌朝は必ずCちゃんが幼稚園に行く前に顔を合わせて「今日もかわいい顔だね。トレーニングを頑張ってるからだよ。えらいね」と声を掛けてくれていたそうです。また、疲れてトレーニングをしたくないとごねたときは、無理強いをしなかったとも話してくれました。「今日はママがマッサージをしてあげるね」と、唇をつまんだり、頬や顎の下をなでたりしてあげたそうです。するとCちゃんは次の日には今日は頑張る、と前向きにトレーニングに取り組んでくれるのです。

筋機能矯正が順調に続く子の親の共通点を考えてみると、確かにみんな褒め上手です。

口が大きく開くようになり、歌が大好きになった

Cちゃんは筋機能矯正を開始して2年が経ちました。口を大きく開けることができるようになり、今はアイドル歌手の歌マネとダンスにはまっているCちゃんの様子を見て、幼稚園の頃までは歌うことが苦手だったのにと母親は大変喜んでいます。もちろんソフトクリームも上手になめられるようになりました。

乳歯と永久歯の生え変わりも順調に進んでいます。乳歯のときには前歯が重なって生えていましたが、永久歯は重なることも傾くこともなく真っすぐ生えています。マイオブレースを続けたおかげで舌を上顎につける習慣がつき、下顎の成長を促せたからです。発音はまだ完璧ではありませんが、トレーニングで舌を丸めたり、唇をはじいたりする練習を続けているのできれいな発音に近づいています。

親の希望で発音がきれいになるまでは筋機能矯正を続けたいということなので、Cちゃんはあと1年くらいで卒業するのを目安に頑張っています。

体がクネクネしていたゲーム大好き少年が凛々しい姿に変身

Tくん（治療期間8歳～10歳）

●ぽかん口、食べこぼし、目のクマと悩みはたくさん

唇がアヒルのような形になって、常に上唇と下唇の間に隙間ができているTくんは、

カウンセリングのときにも、私がした質問の答えを考えている間はずっと口をぽかんと開けた状態でした。体がクネクネしていて背筋を伸ばすどころか、体を支えるのがつらいのか机に肘をついているか、顔を机に伏せるようにして座っています。目の下のクマも気になります。主に問題なのは下の歯の歯並びでしたが、口腔機能全般の成長が足りていないと思われました。

親への聞き取りで、食事中、頬に食べ物を溜めて食べる癖があること、そして口から食べ物や飲み物をよくこぼすことが分かりました。夜は9時間くらい睡眠を取っているということですが、小学2年生にもかかわらず、学校から帰ってくると毎日1～2時間昼寝をするということでした。

この話から、おそらく夜眠っているように見えて、口呼吸をしているために深い睡眠が取れていないと考えられました。目の下に青白くクマができているのは、口呼吸の子によく見られる寝不足による症状です。

●ぼーっとした性格の子に筋機能矯正ができるのか!?

私たちのクリニックの説明会で筋機能矯正を知ったＴくんの親は、筋機能矯正を始めてもＴくんののん気でぼんやりした性格から、毎日のトレーニングを継続できるかが心配ということでした。現状、学校の成績も振るわず、学校で先生の話も聞けていないような状態で、筋機能矯正を続けられるか不安に思う親の気持ちも理解できました。トレーニングを成功させるにはＴくん自身をやる気にさせなければなりません。

Ｔくんの好きなものは建築や冒険をするゲームということでした。自宅では宿題をやる以外の多くがゲームの時間になっているようです。ゲームは手元で遊ぶタイプのため、猫背になって、首を下に曲げて長時間同じ姿勢を取っているようです。そのとき、口で呼吸をしていたら、気道が狭くなり十分な呼吸ができず、顎の成長を妨げるだけでなく、脳の働きにも良くありません。私はＴくんがぼーっとしてしまう原因は口腔機能の未発達に加え姿勢にもあると判断できました。

そこで、Ｔくんに筋機能矯正をやってみると学習能力がアップすることを説明しました。さらに姿勢を良くすることで格好良い顔になることも話しました。Ｔくんには親を喜ばせたい気持ちもあったのだと思います。「分かった、やってみる」と言ってくれたのです。

ゲームとマイオブレースを合体させた

Tくんとは一日のスケジュールについて話し合って、学校から帰ってきたら、すぐに宿題と翌日の準備をすることにしました。親とも相談してゲームについて次のような約束を決めました。

・ゲームをするのは1日1時間以内。
・ゲームをやるときにはマイオブレースをつける。
・ゲームの合間にトレーニングをはさむ。
・ゲームはテレビ画面につなぎ、足が床につく椅子を使う。
・背筋を真っすぐにして座る。
・ゲームをしている最中に口を開けていたら母親が注意する。

・言い訳や反抗したら、その日はゲーム終了。

口腔機能が正常に育っている子であれば難しいことではありませんが、Tくんにとってはかなり厳しい条件です。最初のうちはマイオブレースをつけていられず、ゲームを10分で切り上げた日もありました。しかし毎日続けていくうちに、マイオブレースの装着を嫌がることがなくなり、徐々に普段の姿勢も改善されていったのです。もちろんすべての子どもに対してプライベートに踏み込んだ約束をするわけではありません。Tくんの場合、親の要望があり、顎の成長と姿勢を正しくするためにつくった約束です。

●肺と脳をリラックスさせる呼吸法

トレーニングでは呼吸法をしっかり学んでもらいました。鼻から吸って鼻から吐くこと、そして横隔膜を上下に動かす腹式呼吸を練習することで、肋骨を開いて肺を広げます。こうするとたくさん空気を吸い込めるようになり、呼吸が楽になるのです。

体の中に息が１００個溜まる箱があるとしたら、鼻で呼吸をしている場合は満タンの１００溜まったところで脳から次の呼吸をするように指令が出ます。しかし、口で呼吸をする癖がついてしまうと、その箱は80、60、40……と、どんどん小さくなってしまいます。箱が小さくなるほど呼吸は浅く、早くなります。呼吸が浅くなればなるほど、脳からの指令も忙しくなりますから、脳も肺も疲れてしまうのです。口呼吸をしているときのＴくんは、肩を揺らして荒い息をしていましたが、腹式呼吸をするとゆったり深く吸い込み、ゆっくり吐けるようになっていました。

鼻からの呼吸法の習得には姿勢が重要なのですが、ゲームのときの姿勢が功を奏し、比較的早くできるようになりました。呼吸法がうまくできるようになると、集中力が高まりますし、脳の働きも活性化します。授業中だけでなく、とにかくぼーっとしてしまう時間の多かったＴくんにとって、呼吸法の改善はとても大切だったのです。

夜の睡眠時も深く呼吸ができるようになってきました。マイオブレースをつけて布団に入り、眠ったところで親にＴくんの口にテープを貼るようにしてもらい、鼻呼吸を促し、熟睡できるように導きます。半年くらい経った頃には目の下のクマが消えたことに親が気づきました。

アヒルのような唇の形も見られなくなり、日中に口をぽかんと開ける時間がかなり減ってきました。筋機能矯正治療前と比べると、横顔に大きな変化が見られます。治療前は頬のラインが真っすぐで平坦な顔立ちでしたが、半年で頬に高さが生まれてきて、顔の下半分が前方に成長してきていることが分かるようになりました。

●忘れ物が減り、食べ方も美しくなった

治療開始から2年でTくんは筋機能矯正卒業を迎えました。下顎の形が、以前はV字だったが、卒業時にはきれいなU字形になり、永久歯は重なることなくきれいに並んでいます。

小学校の担任からは、給食の食べ方がきれいになったことや授業中の態度が良くなったことを評価されたそうです。以前は先生の話を聞いていないために、忘れ物が多かったそうですが、忘れ物はだいぶ減りました。

なにより親が驚いているのがTくんの顔が「イケメン」に成長している点です。治

療前はクマが目立ったせいもあり目が垂れて小さく見えていましたが、頬と額に高さが出たことで、目がぱっちりしてきたのです。顎もきれいに前に成長し始め、私たちから見ても格好良い少年に成長しました。筋機能矯正でつくった顔の形は、悪い習慣さえ戻らなければ一生もので歯並びが後戻りすることもありません。10年後のTくんに会ってみたいと、担当のエデュケーターが漏らしていたのが印象的でした。

他院では治せないと言われた歯並び。9歳と遅いスタートだったけれど成功

Nちゃん（治療期間9歳〜10歳）

●すきっ歯は指しゃぶりが原因⁉

初診時、すでに永久歯が12本生えていたNちゃんは上の前歯に大きく隙間が開いていることと、下の歯列がガタガタということで相談に来ました。私たちのクリニックで筋機能矯正を実施する対象は5歳から小学4年生までとしています。Nちゃんは対

象ぎりぎりの4年生でした。

別の歯科矯正クリニックで歯列矯正を希望したそうですが、下の顎が小さ過ぎるので、今の段階では矯正できないと断られてしまったそうです。永久歯が生えそろってから抜歯をしてスペースをつくったあと、ワイヤーを使った歯列矯正をするというのがそのクリニックの回答だったそうです。

一般的なクリニックであれば同じような方針になると思われますが、私たちのクリニックの筋機能矯正は歯列矯正だけが目的ではありません。その子の本来あるべき顎の大きさと形に成長させ、生えてくる永久歯がきれいに並びきるようにします。そのために呼吸をしたり、話したり、物を食べたりする際の、口周りの筋肉の使い方を覚えてもらうのが目標です。

Nちゃんの場合、舌が下顎に落ちて下の前歯を押し続けているのが歯並びの悪さの最も大きな原因でした。口呼吸をしているために正しい舌のポジションが取れないのです。舌が前歯の裏側を押し、下顎の形を悪くさせ、下の歯の歯並びが悪くなっています。

前歯の隙間は、永久歯が生えそろうと治るケースが多いのですが、Nちゃんは4歳まで指しゃぶりをしていたというのでその影響が心配されていました。指しゃぶりを長く続けると、奥歯で噛めているのに前歯は噛み合わない開咬になってしまうことがあるのです。

●親子二人三脚で毎日欠かさず頑張った

年齢的に筋機能矯正をするのなら、毎日の約束であるマイオブレースの装着と自宅でのトレーニングは欠かさずやってほしいと親子に伝えました。Nちゃん自身、自分の歯がガタガタなことをコンプレックスに感じているようで「今しか治せない」というエデュケーターの話をうなずきながら聞いていました。さすがに9歳になると理解が早く、トレーニングの説明も簡単に済みました。しかし、マイオブレース装着については問題が生じました。年齢が低いと、正しく装着できているか、できていないかを自分では判断できないので親のチェックが欠かせませんが、Nちゃんは自分でできるという自負から、親にも口の中を触らせてくれなかったのです。

開始から1カ月目のクリニックでのトレーニングでエデュケーターはNちゃんが口の中を触らせないことを知り、親にチェックしてもらったほうがいいとアドバイスしました。マイオブレースのどこに舌を当てるか、どの部分をどれくらいの強さで噛むかなど、親に確かめてもらうことで正しい装着ができて、筋機能矯正の効果も早まると伝えました。Nちゃんに納得してもらい、それからは母親との二人三脚で自宅でのトレーニングやマイオブレースの装着が進んでいきました。

●集中力が増し、中学受験の勉強もうまくいった

本人の意識が高かったこともあり、真面目に筋機能矯正に取り組んでくれたNちゃんは約2年で筋機能矯正の卒業を迎えました。6年生になり、12歳臼歯と親知らず以外が生えそろった段階で、きれいな歯並びになったからです。

Nちゃんは中学校受験を目指してきました。筋機能矯正との両立は難しいのではないかと親は心配していたのですが、本人はむしろ筋機能矯正をしていたから集中できたと思うと話します。筋機能矯正を始める前は勉強を始めてもすぐに集中力が切れて、

ベッドでマンガを読んでしまっていました。しかし、筋機能矯正を始めてからは姿勢が良くなったせいか、体も頭も疲れにくくなったそうです。

口腔機能の正しい発達と学習能力には、強い結びつきがあるといわれます。私はNちゃんを見ていてそのとおりだと実感しました。間もなく受験結果が出る頃です。歯科の定期検診で良い報告が聞けるように祈っています。

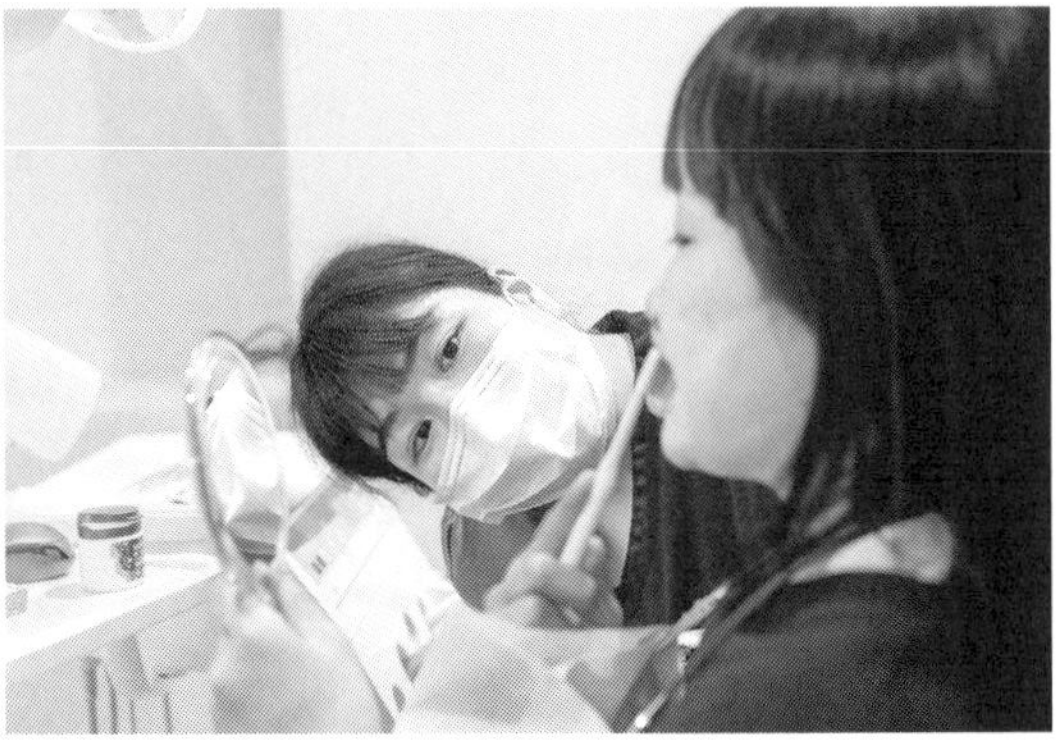

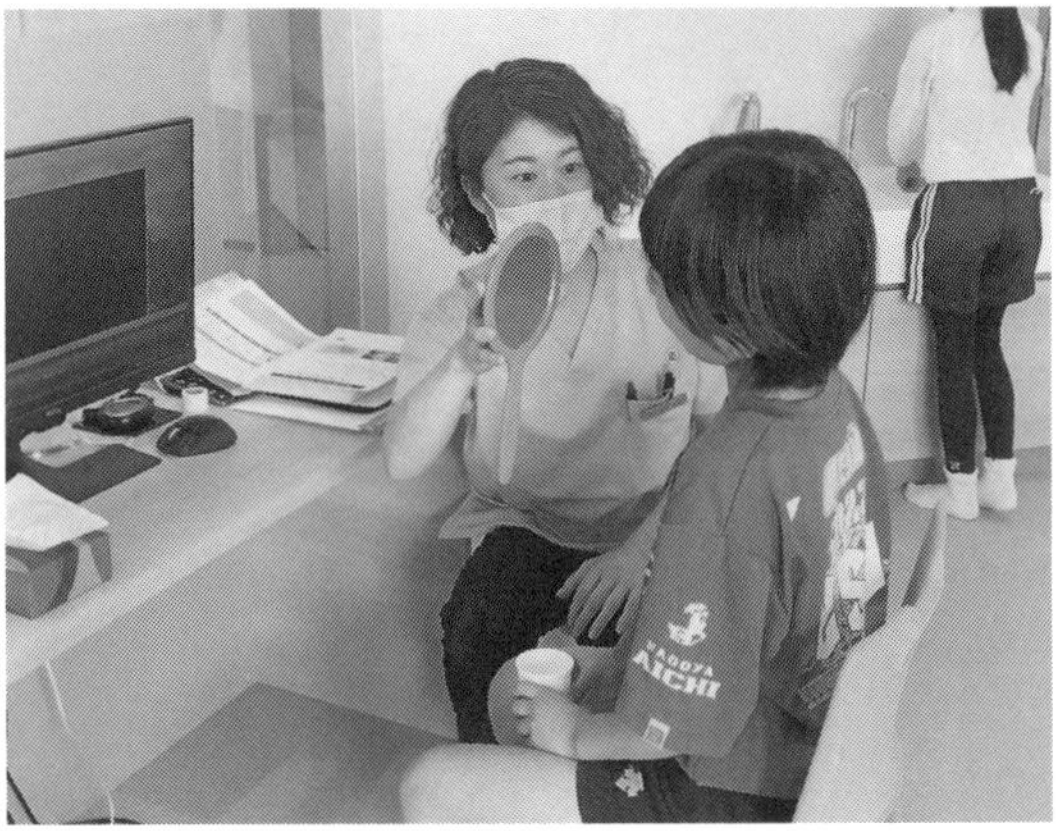

多くの子どもたちが歯科医師、エデュケーターとともに、筋機能矯正による口腔トレーニングに励んでいる

第5章

自信のある子を育てるために

虫歯だけでなく歯並びや噛み合わせにも早い段階から目を向けよう

子どもの口の中を悪化させ続ける現代文明

口腔機能の成長に問題のある子が増えているのは、私は文明病といってよいと思っています。便利になり過ぎた環境が、子どもの健やかな成長を阻害しているのです。例えば離乳食一つとっても、昔は大人の食べるものをあらかじめ取り分けて薄味のまま、小さく切って与えるのが一般的でしたが、今はレトルトで「〇カ月用」とされたものが市販されています。また、普段は手作りをする家庭でも、細かくすりつぶすための機械を使用し、非常に滑らかな形状で与えることができます。

しかし本来は、形がさまざまで硬さも日によって違う離乳食でよいのです。口に入ってきた食べ物を、子どもの側が今日は口の中ですりつぶすのが大変だなとか、味がこの前とは違うなどと、五感をフルに働かせて感じることで、さまざまな機能が育っていくのです。両親とも働いている家庭も多いなか、便利なものは確かに助かりますが、子どもの好奇心ややる気は多少不便なほうが育つものです。なにもかも利便性や効率の良さばかりにこだわらず、あえて子どもに苦労させるくらいでちょうど良いと私は思うのです。

赤ちゃん期を過ぎてからは、たくさん歩かせることも口腔機能の向上の面でも必要です。習い事などで忙しいからと車での送迎が常になってしまうと、歩くことを嫌う子どもも出てきます。筋機能矯正を実施して正しい姿勢を学んでも、車の後部座席でじっとしていては姿勢が悪くなりがちですし、そこで口呼吸をしながらゲームをしていたり、ぼーっと動画を見ていたりしたら筋機能矯正の効果も上がりません。小さい子どもの親には、子どもに楽をさせ過ぎない環境づくりを考えてほしいと思います。

私の友人の建築士は赤ちゃんが健康的に育つ家を設計しています。簡単につかまれるところをつくらないとか、ハイハイで冒険できる動線をつくるなどの工夫を施しています。子どもの成長に伴いレイアウトを変えていくことで、何歳になっても好奇心や自立心が育つように設計されているようでした。子どもが自分で考え、たくさん動くことのできる環境を確保することは、口腔機能の面からも重要だと思います。

何歳から歯科健診を受けるのが正解？

乳幼児期に実施される自治体の歯科健診は1歳半と3歳です。乳歯の奥歯が生え始めるのが1歳半、乳歯が生えそろうのが3歳頃なので、虫歯や磨き残しのチェックをするのにちょうど良い時期であると同時に、健診を受けた親に虫歯のリスクを説明したり、歯磨きの方法を教えたりするのに適切な時期と考えられているのだと思います。

しかし私は、生まれてすぐにでも歯科医師による口腔内チェックを実施するのが理想であり、遅くとも離乳食をスタートしたタイミングで歯科健診を受けるべきだと考えています。日本の歯科健診では虫歯だけが重視され、口腔機能や歯並び、噛み合わせは重要視されていません。また、保健所などで健診に当たる歯科医師自身の知識レベルもさまざまです。しかし、子どもの口腔機能は体や脳の発達にも関わる重要な機能です。初期の段階に異常を察知して、日常の生活習慣のなかで正しい発達を促すことができれば、子どもの将来は大きく変わります。この段階では前歯が生えている程度で、糖分の摂取もしていないので虫歯になる可能性はほとんどありませんが、離乳食を食べ始める時期には口呼吸や舌の使い方の問題が表面化しやすいからです。

母乳の吸い方はどうだったか、どのような哺乳瓶を使ってきたか、睡眠はしっかり取れているかなど、日常生活の様子を聞き取りながら、口周辺の筋肉の使い方を確認する最初のタイミングになるのです。とはいえ、自治体による歯科健診で子ども一人ひとりの口腔機能までチェックする時間は現在のところ用意されていません。そのためには歯科クリニックでしっかり時間を取った歯科健診を推進する必要があるのです。

さらに、離乳食にまつわる正しい知識を親が得る情報源にもなります。産婦人科や小児科で、離乳食について若干の説明は受けているとは思いますが、口腔機能の専門家の立場から受けるアドバイスは具体的で貴重なものです。

離乳食を食べさせるときのスプーンの大きさ、形状、一口の適量はもちろん、赤ちゃんの口のどのあたりにスプーンを持っていくのが良いかなど、具体的な食べさせ方を学ぶことで、赤ちゃんの口腔機能を正常に発育させる助けになります。

この時期に歯科クリニックに連れていく目的として、雰囲気に慣れさせるという点も大きいと思います。親以外の大人に口の中を触られる機会をもつことで、その後の検診や治療の恐怖を和らげる一助となるはずです。

ただし、すべての歯科クリニックが離乳食にまで話を広げて指導してくれるとは限りません。事前に問い合わせをして、離乳食について相談ができるか、口腔機能のチェックをしてもらえるか確認してから予約するようにしてください。

近年徐々に認知されつつある口腔機能の重要性

子どもたちの口腔機能について、今多くの歯科医師が危機感をもち、国も同じように理解して動き始めています。

２０１８年に実施された健康保険の診療報酬改定では、これまでは歯科医療で健康保険適用となっていなかった「口腔機能発達不全症を認める小児の口腔機能管理の評価」が健康保険の対象として新設されたのです。時期を同じくして、日本歯科医学会は口腔機能発達不全症を疾患名として設定しました。口腔機能発達不全症は先天性の疾患などがないにもかかわらず、食べる、話す、呼吸するなど、口の機能を使った発達が不十分である、または正常に機能できていない状態を表し、口腔機能の未発達によって起きるさまざまな症状のことです。

国と医学会の発表をきっかけに、歯科医院では子どもの口腔機能の検査が積極的に行われるようになり、治療や訓練を実施する医療機関が増えてきました。虫歯になる児童が減る一方で、唇を閉じるのが苦手な子や口呼吸の子が増えているのですから、こうした歯科医療を巡る流れは評価されるべきものだと思います。

今すぐにでも実施してほしい就学前の口腔機能検査

国や医学会が動き出したとはいえ、口腔機能発達不全症という言葉を知っている親はほとんどいないと思います。わが子が口をぽかんと開ける状態であろうと、食べ方に問題があろうと、原因は癖やマナーの悪さと判断している家庭ばかりだと思います。「音を立てて食べない！」と叱る、「口を開けていると、みっともないよ！」と注意する、それが親としての務めだと思っているのですから当然です。

子どもからすれば、やりたくてやっているわけではないのに叱られたり、注意されたりしても、なにをどうすればよいのかが分かりません。ただただ叱られる、注意されるのが怖くなりメンタル面で問題の表れる子さえ出てきます。食欲にムラが生じて痩せ過ぎたり、太り過ぎたり、または会話を避けるあまりに友達をつくれなくなったりする子もいます。こうした事態を避けるためにも、口腔機能の未発達にはできるだけ早く親が気づき、検査や治療を受けられる流れが必要になります。

今の国の施策としては、小学校入学前に実施する就学時健康診断が口腔機能の成長をチェックする最善のタイミングだと思われます。公立の小学校に通学する予定の子が、就学半年くらい前の段階で、自治体の指定する場所（たいていは通学する小学校）で受ける健康診断のことです。

現状、学校保健安全法施行規則によれば、就学時健康診断の歯科項目では「歯及び口腔の疾病及び異常の有無は、齲歯《うし》、歯周疾患、不正咬合その他の疾病及び異常について検査する」と規定されています。規則だけを読むと、口腔機能の成長についてもしっかり検査してくれているのではないかと想像できますが、実際には大人数を流れ作業のように健診していくわけで、細かい部分まで観察するのは難しいのが現実です。見た目で分かる虫歯、治療済みの歯、乳歯と永久歯などの数をチェックし、明らかな不正咬合や舌小帯短縮症が記録される程度です。

さらに公益財団法人日本学校保健会が刊行している『就学時の健康診断マニュアル』には、就学予定者の心身の状況を把握し、保健上必要な勧告、助言を行うとともに適切な就学を図るために実施する、と明記しています。適切な就学というのは、その子にとってという意味があるのはもちろん、学校側や学級側にとっても、その子の就学を受け入れられるか、受け入れるために教員を増やすなどの支援が必要かどうかを適切に判断するという意味です。健康診断とはいいながら、実のところ心身の健康状態と知的発達を検査して、通常学級への進学が適しているかを調べることが目的なのです。

　つまり就学時の健康診断では、口腔機能の発達について一人ひとりチェックする時間などありませんし、そもそもそこまでの対応は考えられていないのです。しかし、小学校入学時は口腔機能の未発達を判断し治療を開始する最適な時期です。私のクリニックが筋機能矯正の適齢期を6～10歳としているのは、この期間であれば口腔機能の成長を正すことができ、学習能力や運動能力、そして顔のつくりを改善することも可能だからです。

　集中して話を聞けるのか、長時間正しい姿勢で座っていられるか、忘れ物をしないか、良い滑舌で正しい発音ができるか、給食を楽しくクラスメートと一緒に食べられるかなど、小学校生活を当たり前のように過ごすために口腔機能の正しい発達は大切です。身長が伸びる、体重が増えるなどの体の発育と同じです。

口腔機能が未成熟な子を小学校に受け入れることはリスクになると考えて、就学時健康診断を見直してほしいというのが私の強い希望です。口腔機能に関しては別口を設ける、あるいは近隣の歯科クリニックに出向いて必ず検査を受けるなど、やり方は自治体によって異なっても構いませんが、口腔機能の発達を正しく見極められる歯科医師と歯科衛生士がその役割を担い、子どもたちの健康に力を添えていくべきだと考えています。

養護教諭と歯科医師の連携が望まれる

現状は就学前に口腔機能の成長を公的にしっかりと検査してもらうことはかないま

せん。入学後の学校の健康診断での歯科健診で見てもらえばよいと思われるかもしれませんが、現状ではさらに困難です。

口の中を見れば噛み合わせや顎が未成長かどうかや永久歯の生え方など、気づくことはたくさんあるものの、すべてを記録に残す時間はないのです。すぐにでも詳細な検査と治療が必要な子には歯科医院で歯並びを見てもらうようにと伝え、健康診断の用紙にも簡単に記載しますが、あくまでも簡易な伝達の範囲です。どこがどう悪く、どんな治療が必要なのか、放っておいたらどんな問題が起きてしまうかなどを個々の親に伝える手段にはなりません。

本当のことをいえば、年1度の歯科健診だけでなく、普段の学校生活で困りごとを抱えている児童に対しても歯科医師が関わっていくことがベストです。授業中に居眠りをしてしまう子や、口をぽかんと開けている子、姿勢の悪い子、体の成長が遅れている子など、担任の先生が気になる児童がいたときに、例えば、保健室の養護の先生に相談をして口腔機能の発達の遅れが疑われるのであれば歯科医師と連携する、という流れができれば、手遅れになる前に親へ伝えることが可能になるはずです。

ただし、そのためには養護の先生が口腔機能の発達について十分な知識をもち合わせている必要があります。私たち歯科医師が養護の先生に指導やアドバイスをしながら知識を蓄えてもらい、親と歯科医師との懸け橋になってもらえたら理想の形だと思います。

小学校入学前にすべての子どもの口腔機能をチェックする機会を設けることは、将来の日本のためにも喫緊の課題です。

生まれてくる子どものために、妊娠したら歯科健診を受ける

妊娠中のお母さんにとっても歯科健診は大切です。歯科健診を受けて自身の体を健康に保つことは、生まれてくる子どものためにも重要です。なお、妊娠中には使用を

控えるべき麻酔薬や鎮痛剤があります。できれば妊娠する前に虫歯や歯周病は治療しておき、妊娠中は口腔内を清潔に保つために健診に通うのが理想であることは間違いありません。

しかし、妊娠期間中は虫歯になりやすいとか、歯周病になりやすいというのは事実です。妊娠すると女性ホルモンが急激に増加するのに伴ってプレボテラ・インターメディアと呼ばれる歯周病原性細菌が増殖しやすくなるからです。そのため妊娠していないときに比べて、歯周病のリスクが増えます。また唾液に粘り気が増えて、口の中をきれいにする働きが弱まります。これらが原因で歯肉の炎症や出血が起こりやすくなる妊娠性歯肉炎に罹患する人が多くなります。これらの症状を放置しておくと、早産や低体重児出産の割合が高まるともいわれ、アメリカの研究では飲酒や喫煙によって起こる同様のリスクよりも危険性が高いことが分かっています。

つわりのひどい場合には吐しゃ物によって口の中が酸性に傾きやすくなりますし、時間をあけずにちょこちょこ食べることでも口の中を中性に維持しにくくなります。歯ブラシを口に入れることがつらくなる人もいますし、増えた食事回数に応じた歯磨きができずに虫歯になってしまうこともあります。

こうしたリスクを減らすためにも、妊娠中も歯科健診は受けるべきです。妊娠前期はつわりがひどく通院が難しい人でも、中期以降は体調も安定してきますからぜひ受けるべきです。後期になってお腹が大きくなると歯科治療用の椅子に座るのがつらくなりますし、いつお産が始まってしまうか分かりません。

自治体にもよりますが、妊婦のための歯科健診が無料で受けられたり、一部補助が出たりするようになっています。内容も自治体で異なりますが、虫歯の有無、歯肉の状態のチェックに加えて、唾液から虫歯菌の量を調べたり、正しい歯の磨き方のアドバイスをしたりすることなども含まれます。妊婦のパートナーも一緒に受診できるところもあります。

私の歯科クリニックでは、妊婦のための健診時にアドバイスをするのはもちろんですが、生まれてくる赤ちゃんの成長を学ぶ教室も開催しています。口腔機能の話はもちろん、日常生活での注意や環境の整え方にも言及しています。

赤ちゃんが最初にすることは、呼吸と産声を上げること、そして哺乳で、すべてが口腔機能と関係しています。生まれたばかりの赤ちゃんは何をしても愛おしいですが、小さな表情の変化や行動で親を不安にさせるのも事実です。おっぱいの飲み方から泣き方まで、知っていれば不安には思わずに済むことも、知識がなければ心配で仕方がありません。反対に知識がないことで、小さな異常を見過ごしてしまうこともあります。赤ちゃんが生まれてからは毎日が慌ただしく、口腔機能の発育を勉強する時間をもてないかもしれないので、ぜひ妊娠中に学べる場を活用してほしいと思います。

筋機能矯正を行う歯科クリニックの不足

多くの子どもが適切な歯科健診を受けることができるようになれば、口腔機能の未発達を早期に発見することは可能になります。しかし、その治療となるとまだまだ専門の歯科クリニックは不足しているといわざるを得ません。

特に筋機能矯正に関しては、専門的に学ぶ講習を受ける必要がありますし、トレーニングを行う部屋の準備、エデュケーターの養成も必須です。しかも、技術だけもっていればよいわけではなく、子どもの健康を心から願い、温かい心で接することができる人材が必要です。

歯科医師が一人で開業しているクリニックは患者との信頼関係が厚く、治療を受ける側も安心感がもてるかと思います。しかし筋機能矯正のような特殊な治療を実践するには、専門家が何人も必要になるわけですから、規模の小さな歯科クリニックでは環境的に不十分になってしまいます。本気で口腔機能の発達を見ていくのであれば、離乳食期の赤ちゃんのときから健診を受け入れなければなりません。赤ちゃんを受け入れるためには、待合室にはベビーベッドやおむつ替えのための設備、兄弟姉妹のための待合室や託児所も必要になります。

そういった意味で、総合的な歯科クリニックが地域の拠点歯科として必要だと私は考えています。歯科医師、歯科衛生士、歯科技工士、管理栄養士、保育士など、多職種のプロが集結することで、さまざまな検査や筋機能矯正を含めた治療を実践するこ

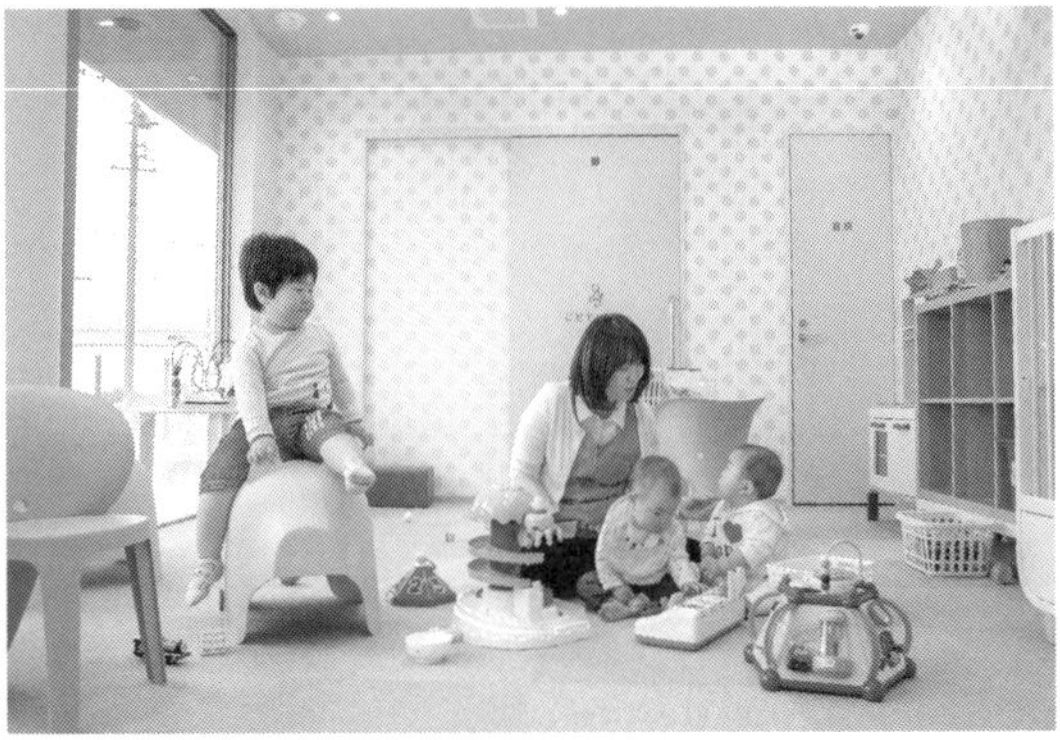

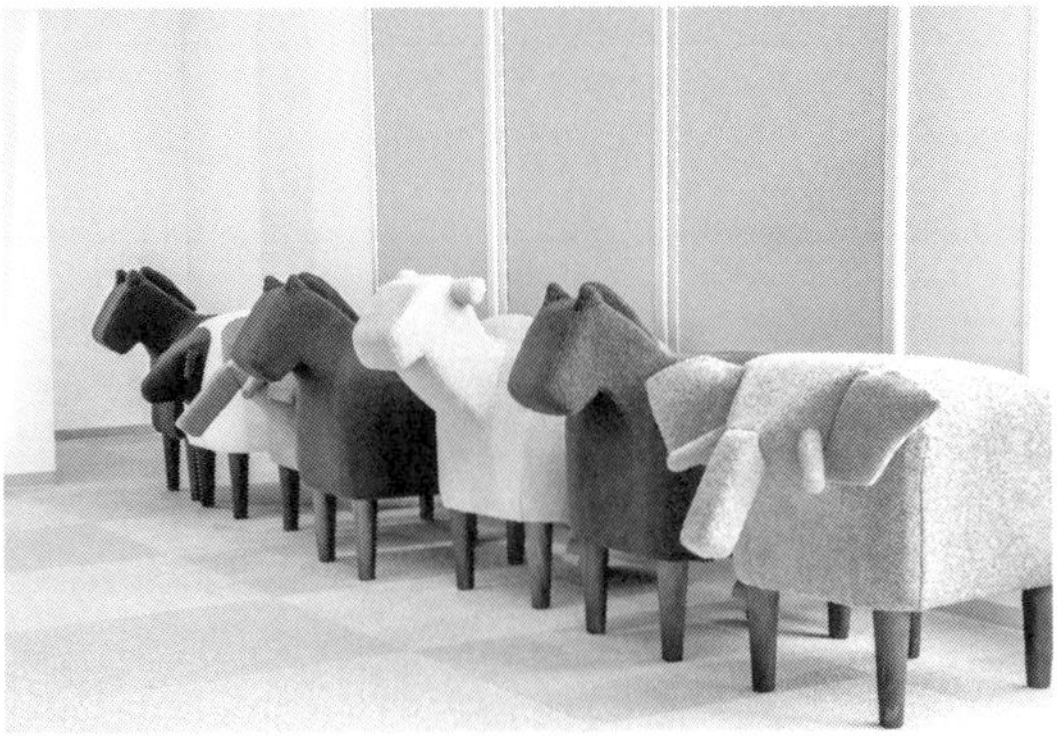

地域の子どもたちが集まる歯科クリニックとして、治療機器だけでなく
待合室や託児所の整備も欠かせない

とが可能になります。しかも、各専門分野でトップを目指すプロが集まることで、情報の収集、技術の習得などにも力が入ります。切磋琢磨しながら各自が実力をつけ、患者に貢献できます。そういった歯科クリニックの存在が、地域住民の口腔機能を支えていくのです。

筋機能矯正を行うなら歯科クリニックは慎重に選びたい

わが子に筋機能矯正を受けさせたいと考えた場合、おそらく第一には通いやすい立地を考えると思います。筋機能矯正では1カ月に1度の通院が必要ですから、通いやすさは重要なポイントになります。しかし安直にただ近いからと、すぐに治療を開始するのは待ってください。

何科を受診するにしても、治療がうまくいくかどうかはクリニック選びにかかっています。

筋機能矯正という特殊な治療であれば、実践しているだけで頼りになる、と飛び込んで失敗した例がいくつもあるのです。最も気をつけてほしいのがマイオブレースだけを渡して、自宅で装着するように指示するパターンのクリニックです。

マイオブレースは、つけているだけで口腔機能の発達が改善できるわけではありません。現時点での問題が、その子の口腔機能の使い方に起因しているのであれば、その癖や悪い習慣をなくさなければマイオブレースの意味がないのです。

私のところに相談に来た例では、マイオブレースの正しい装着方法すら教えてもらえなかったとか、1年間マイオブレースを使ってもなにも変わらず、結局は中学生になってから歯列矯正をせざるを得なかったという子もいました。

正規のマイオブレースではなく粗悪な類似品を渡されすぐに壊れてしまったとか、定期健診に行ったらクリニックがなくなっていたという話も聞いたことがあります。閉院してクリニックと連絡が取れなくなってしまうと、それまでのカルテやレントゲン写真などを見ることもできなくなります。

一般的な歯列矯正に比べると半分くらいの料金で受けられる筋機能矯正は、健康保険適用外ですからそれなりの料金にはなります。粗悪品を売りつけるとか、途中で治療を投げ出されないためにも、良い歯科クリニックを選ぶ目をもってほしいと思います。

筋機能矯正は基本的に子どもが対象ですから、小児専用のスペースを設けているかは選ぶ際の第一条件として良いと思います。子どもがリラックスして楽しみながらトレーニングを行うための環境づくりは重要だからです。

次にカウンセリングスペースがあることです。筋機能矯正ではこれまでの成育履歴や日常生活での困りごと、特徴などを聞き取ることが重要です。そのために、親子が話しやすい場所が必要になります。初めて話す大人に緊張している子ども、子どもの様子を気にかけている親、その両方がリラックスできるのは治療室ではないはずです。

筋機能矯正は子どもの顔のつくりも変わっていくために、最初に顔や全身の写真を何枚も撮りますし、口の中の撮影も行います。他人の視線を気にして恥ずかしがってしまうと、必要な角度の写真が撮れなくなってしまうこともあります。また、筋機能矯正専門の検査は呼吸や飲み込み、口を閉じるなど、口腔機能が未発達な子にとっては少ししんどいものもあります。歯科医師やエデュケーターが子どもに寄り添いながら検査を進めるためにもカウンセリングスペースが重要になるのです。

私のクリニックでは子どもを治療したり筋機能矯正を行ったりするフロアを、大人とは分けて子どもがリラックスしやすい環境をつくっています。また、カウンセリングブースを４カ所用意しています。これは日々のカウンセリングをスムーズに進めるためにも必要だと思っています。

２つ目は清潔感です。筋機能矯正とは直接関連があるわけではないのですが、医療機関であれば衛生面に気を配るのは当たり前との考えから、待合室、洗面所、治療室などの清掃が、常に行き届いた状態を保つようにしています。私のクリニックでは専門の清掃担当を雇用し、クリニックの戦力として働いてもらっています。

衛生面でいえば、器具の消毒や機器の清掃も重要になります。医療の素人である患者には分かりにくい部分ではありますが、不安であれば単刀直入に質問して構いません。一度でも患者に触れた器具は消毒と滅菌の処理をしているか、患者が使用するコップやエプロン、歯科医師や歯科衛生士が使用する手袋は使い捨てか、水を用いる機器は洗浄されているかなどは基本的な部分です。まれにずさんな衛生管理をしているクリニックもあるので注意が必要です。私のクリニックでは世界最高水準の滅菌機を採用し、インフェクションコントロールルーム（消毒・滅菌室）を設置して、常に清潔で衛生的な環境を維持しています。

筋機能矯正は健康と成長のためのもの

学習面や運動面、顔のつくりやスタイルなど、さまざまな面から自分に自信をもって子どもが成長するために、口腔機能の正常な発達が大切なことを述べてきました。しかし、私たちのクリニックに口腔機能や歯並びについて相談に来た親にも、最終的に「中学生になってから歯列矯正をさせます」と筋機能矯正に一歩を踏み出せないケースが1割近くあります。

各家庭の考え方や経済事情、子どもの性格や習い事など、さまざまな要因があるのは分かっています。しかし、最後に改めて伝えておきたいのが、筋機能矯正は健康を取り戻すためのものだという点です。

筋機能矯正は口腔内の広さと形を整え、その子がもつ、本来の口の中の形を取り戻し、永久歯が生えてきても自然と美しく並ぶように導くものです。子どもの成長に主要な時期は一度きりです。

正しく成長した口腔機能は体のさまざまな部位に良い影響を与え、心身ともに健康となるよう導いてくれます。もし筋機能矯正を実施できない事情があったとしても、誠意ある歯科クリニックであれば、今後の成育で中止しなければいけない点や、日常生活の改善点を教えてくれるはずです。

もちろん、私のクリニックでは筋機能矯正を選択しなかった場合でも、保護者と相談しながら次の一手を考え、少しでも子どもの成長が良い方向に向かうようできる限りの力添えをしています。私たちはいつの日か筋機能矯正治療にも保険適用がされて、すべての子どもが口腔機能の検査を無料で受けられるようになることを願いながら、これからも筋機能矯正治療とトレーニングを通じて、子どもたちの生活習慣からくる悪い癖などを直し、口腔機能の改善に努めていきます。そして、でき得る限り多くの親子に将来への希望を感じてもらえるようにしていきたいと思っています。

わが子の口腔機能に少しでも不安を感じたなら、一日でも早く検査を受けさせてほしいと思います。知らないこと、無知であることで、子どもが成長してから後悔する原因になってしまいます。検査の重要性に親が気づくことがなにより私の願いです。

国民皆歯科健診が導く「健康」のための最善策

筋機能矯正の保険適用を強く願っていますが、最後に歯科における、国の動きの現状を記しておこうと思います。

2022年4月、自民党は「国民皆歯科健診実現プロジェクトチーム」を発足し、2025年度をめどに全国民が年に1度、歯科健診を受ける制度づくりを進めています。背景にあるのは、膨れ上がる「医療費」の問題です。

高齢化が進むなか、高齢者の医療費が増加しているのは周知のとおりです。そのため高齢になっても健康で元気に過ごせるように、自立支援や重症化を防止する施策を行っています。また、成人に向けては、肥満や高血圧、糖尿病を未然に防ぐために、メタボ検査をはじめ、健康診断や健康指導の機会を充実させ、早期発見、早期治療につなげています。

伊藤 裕慶應義塾大学医学部内科学教授は、生活習慣病の負の連鎖を示す「メタボリックドミノ」という考え方を提唱しています。命を脅かしたり、体の機能を奪ったりするような大きな疾患は、ある日突然発症するわけではなく、小さな疾患が積み重なって起きるという考えです。う蝕（虫歯）や歯周病は放っておくと、ドミノ倒しのように重篤な疾患へとつながります。例えば歯周病菌が出す毒素は肝臓に脂肪を蓄積させ、肥満や高脂血症、高血圧の原因になります。つまり、う蝕（虫歯）や歯周病を

メタボリックドミノ

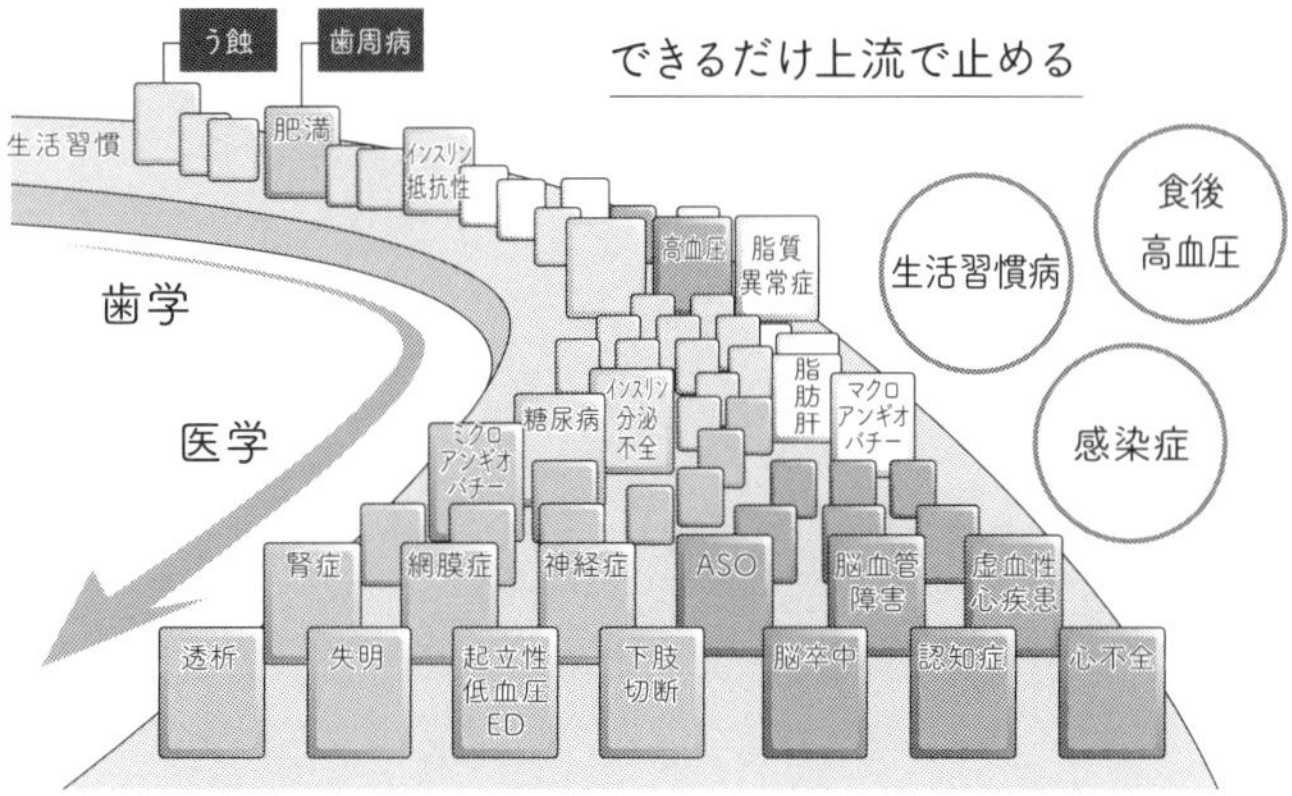

慶應義塾大学医学部内科学教授　伊藤 裕先生　日本臨牀 61,1842-1843, 2003

発見し治療すれば、生活習慣病などさまざまな疾患を予防できるのです。

そのために「歯科健診」を成人にも義務付けようとするのが国民皆歯科健診です。「医科」ではなく「歯科」からスタートする国の考えは、歯と口腔機能が全身に重要な影響を与えることの表れです。企業が歯科医師と連携を取って年1回の歯科健診を義務付ける方法があり、すでに実施している企業もあります。

歯科は虫歯を治療する場所から、

健康維持するための重要な医療機関へとその位置づけは変わりつつあります。しかし現状は、大人への対応のみが始まったばかりです。

さらに私は、小学校の毎年の歯科健診に「筋機能矯正検査」を義務化できれば、子どもたちの将来の健康に大きく寄与できると信じています。

それまでは、周囲の大人が、子どもたちに筋機能矯正検査を受けさせるように働き掛け、子どもたちの健康に手を貸してくれることを心から願っています。

おわりに

わが子にどんな大人になってほしいか――親になったら誰もが一度は想像するであろう命題ですが、私なら「健康に成長し、自分に自信をもてる大人になってほしい」と答えます。

そもそもなぜ、私が子どもの歯並びに着目するようになったかというと、私が歯科医師としてもち続けている診療に対する考え方が根底にあります。

私の父は消化器外科の外科医でした。私は歯科医師になりましたが、心のどこかに医師に対するコンプレックスがありました。医師はdoctorと英語では表記されますが歯科医師はdentistと表すように、医師ではなくどこか職人的な位置づけだという引け目を感じていたのです。しかし、ある日父から、自分たちは胃がんの手術をして命を救っても、胃を元の状態に戻すことはできない。唯一「病気にさせない」ことができる医療人が歯科医師だと言われたのです。

確かに歯科医師は口の中の状態を管理し、虫歯や歯周病にならないようにする予防歯科ができます。それであれば、自分の患者が生涯健康な口腔状態を保てるような医師を目指そうと心に決めました。

そこで、予防歯科に力を入れ、患者が口の中のことならなんでも気軽に相談できる環境を整えようと歯科医師のほか、歯科衛生士、歯科技工士、カウンセラーなどのスタッフはもちろん、事務スタッフ、受付、そして小さな子どもを抱えた患者のための託児ルームも造り保育士も常駐させるなど、スタッフを充実させてきました。２０２３年6月時点で私のクリニックのスタッフ数は81人です。

日本は長寿国となっていますが、健康寿命と実際の寿命の差は十数年あります。寝たきりなどになり、体が弱っていく人間にとって最後の欲求は食欲です。その最後の十数年を、好きなものも口にできない状態になっては不幸です。そこで寝たきりの方の口腔状態の改善から取り組み、その原因となる中年以降の歯周病予防、そこからさらに歯が完成する成長期へと、どんどん視点が若い世代の患者に遡っていきました。

予防は一日でも早期に始めることが重要です。多様な年齢の患者と触れ合うなかで

おわりに

私は、生まれてくる赤ちゃんたちの歯を生涯健やかに見守ってあげられれば、歯科医師の理想を全うできるのではないかと考えるようになりました。

そうして子どもの歯列矯正に取り組むなかで出合ったのが筋機能矯正です。特に筋機能矯正の勉強を始めてからは、その思いがより強くなったように思います。健康な体に成長していくことが、その子の自信につながり、自分らしく、強く生きていくことができる……そのことを、患者として筋機能矯正を体験した子どもたちから教えられてきました。

本書のなかでも症例をいくつか紹介しましたが、筋機能矯正によって口腔機能の発育が正常に向かっていった子どもたちは、顔の凹凸や目鼻立ちが驚くほど変化します。体調や学習能力、性格まで改善していく子どもたちを目の前に、何度「信じられない」と心のなかでつぶやいたか分かりません。もちろん、筋機能矯正の効果を信じていないわけではありませんし、自信をもって治療を行っているのですが、歯科医師である私が毎回驚くほど、口腔機能の改善は子どもを良い意味で変えてしまうのです。

子どもたちは、自信をもっていろいろなことに取り組むようになり、友達も増えていきます。その様子を見ている親も、わが子を誇らしく思い、親子の会話が増え、たくさん褒めるようになります。そうすると、子どもの自己肯定感はさらに上がり、ますます自信をつけていくように感じられます。「健康に成長する」ことの尊さを、彼らが私に教えてくれているのです。

私が筋機能矯正と出合ったのは2010年のことでした。

「オーストラリアで実践されている口腔機能改善の治療がすごいらしい」

そんな噂を耳にし、好奇心旺盛な私は講習会に出かけていきました。ぽかん口や口呼吸の改善で歯並びが整い、顔も変わってしまう――そんな説明に「多少は変わっても、言うほど大きな変化は得られないだろう。歯並びや噛み合わせの改善には、やはり歯列矯正が必要なはず」と半信半疑どころか、9割方信じられませんでした。大学でも習った記憶はありません。その頃の歯科医師の常識からすれば、私の感想はごく当たり前だったはずです。

しかしその後、筋機能矯正を実践している歯科クリニックを訪問する機会がありました。そのクリニックの院長先生は「なんでも聞いて、なんでも見て。今、トレーニングをしているこの子のビフォー写真も見せるよ」と包み隠さず自身が行っている筋機能矯正の現状を私に見せてくれました。おそらく院長先生も筋機能矯正と出合った当初、私と同じように疑いの目をもっていたのだと思います。もちろんクリニックの中はどこを見渡しても、一般的な歯列矯正の器具は見当たりませんでした。

院長先生から見せられた治療中の女の子の2年前の写真は、今、ここにいる子とは別人のような顔立ちでした。2年前は顎がなく、目じりが下がり、鼻も下方に引っ張られています。表情もどことなくうつろです。口腔内の写真には、下の永久歯が斜めに生えているのが写っています。けれども今の顔は目がぱっちりとして、下顎が2年前より確実に成長していることが分かります。歯並びも問題が見当たりませんし、唇も閉じています。「わずか2年でここまで変わるのか」と体に電流が走ったような衝撃を受け、一日中、院長先生から離れず治療を見続けていました。そして、この日から本格的に筋機能矯正の勉強に取り組むようになったのです。

今日まで筋機能矯正の治療を続けてきてなにより感じていることは、矯正前に「子どもたちから不調の訴えはない」ということです。口をぽかんと開けている子も、口呼吸しかできない子も、飲み込み方に問題を抱えている子も、本人たちはなんの不便も感じていません。生まれてきてからの口腔機能の成長がほかの子に比べて劣っていたとしても、今の彼ら、彼女らには「それが普通」だからです。「口呼吸は苦しいよ」とも、「くちゃくちゃ食べるのを直したい」とも言ってはこないのです。

だからこそ親の気づきがなにより大切になります。どうかわが子の口腔機能について見つめ直してみてください。そして、一度、口腔機能に詳しい歯科クリニックで健診を受けてください。2歳の時点では口をぽかんと開ける子は2割に満たなくても、12歳では4割の子が口をぽかんと開けた状態になってしまうのです。そのときになって治してあげたいと思っても、すでに口腔機能の成長は終わりに近づいています。歯並びを治すにしても歯列矯正という選択肢しか残されていません。

何事にも自信をもって取り組める、そして前向きに生きることのできる大人へ成長するためにも、わが子の口腔機能にできるだけ早く目を向けてあげてください。

１９８９年に厚生省（現在の厚生労働省）と日本歯科医師会が協同で推進を始めた「８０２０運動」というものがあります。ご存じの方も多いとは思いますが、80歳で20本以上の自分の歯を保つことを目標にする標語のようなものです。運動が開始された当初、達成している75歳以上の高齢者は1割にも満たない状況でしたが、２０１６年の全国調査では75〜84歳の半数以上が達成しており、その後も増加していくと予測されています。

しかし、私は危惧せずにはいられません。現在の75歳以上は１９５０年以前、つまり第二次世界大戦前後に生まれた人たちです。和食を食べ、力仕事をし、たくさん歩く生活をしてきた世代ですから、口腔機能の発育が正常な人たちが多いのです。それに比べて今の10代、20代の子たちの顎の小ささ、口呼吸の多さは世界的に見ても異常に思えます。

読者のなかには、わが子が10歳を超えている人もいると思います。それでもすべては諦めないでください。今からでも生活習慣を身につけたり筋機能矯正を行うことで変えられる要素がないわけではありません。本人の自覚も促せる年齢ですから、歯科医師、そして歯科衛生士とともに子どもの未来を考えていくことが大事です。

筋機能矯正治療を行う歯科クリニックは「マイオブレースメンバー」と呼ばれ、日本では１８０軒（２０２３年4月現在）が加盟しています。ちなみに日本の歯科クリニックの数は２０２０年10月末で約６万８０００軒（厚生労働省／医療施設調査）ですから、極めて少数のクリニックでしか筋機能矯正を実施していないことになります。

愛知県には、私のクリニックを含めて21軒マイオブレースメンバーのクリニックがあり、互いに門戸を開いて交流をもっています。勉強会を開催し、舌をうまく動かせない子にどう指導しているかアドバイスを求めたり、うまくいった例を報告したりと、同じ志の仲間と士気も技術も高め合える環境はありがたいと感謝しています。

２０２３年は私にとってもクリニックにとっても大きな転機となりました。２０２３年3月24日、以前のクリニックからほど近い場所へ移転をしたのです。これまでに比べて総床面積は2倍、治療用のチェアも増やし、スタッフも増員しました。

治療はもちろん予防に力を入れており、１階は大人専用の治療やカウンセリングスペース、２階は予防スペースとして歯科衛生士が専用個室でケアを行います。また２

階には小児専用の治療スペースもあり、明るい雰囲気のなかで治療に当たります。保育士が常在する託児ルームも、もちろん完備しています。患者の子どもを預かることはもちろんクリニックで働くスタッフの子どもも預かり、その子たちの健康維持と教育もクリニックの大切な仕事の一つと考えています。２階の子ども治療エリアと、１階の託児エリアは、外から見ると大きな木でつながっているように見えます。子どもたちが健康に真っすぐ成長していくさまを表現したのですが、「健康を考える歯科クリニック」として、地元に根づくことを願っています。今後はこの建物を公民館のように使ってもらい、健康に関する情報発信地にしていきたいとも考えています。

　最後になりましたが、私のもとで治療を受けているすべての患者の皆さんに感謝を申し上げます。筋機能矯正を頑張っている子どもたち、保護者の皆さん、一緒に卒業まで頑張っていきましょう。そして、私を支えてくれるエネルギッシュなスタッフのみんな、１００年続く歯科クリニックを目指してこれからもともに歩んでいきましょう。

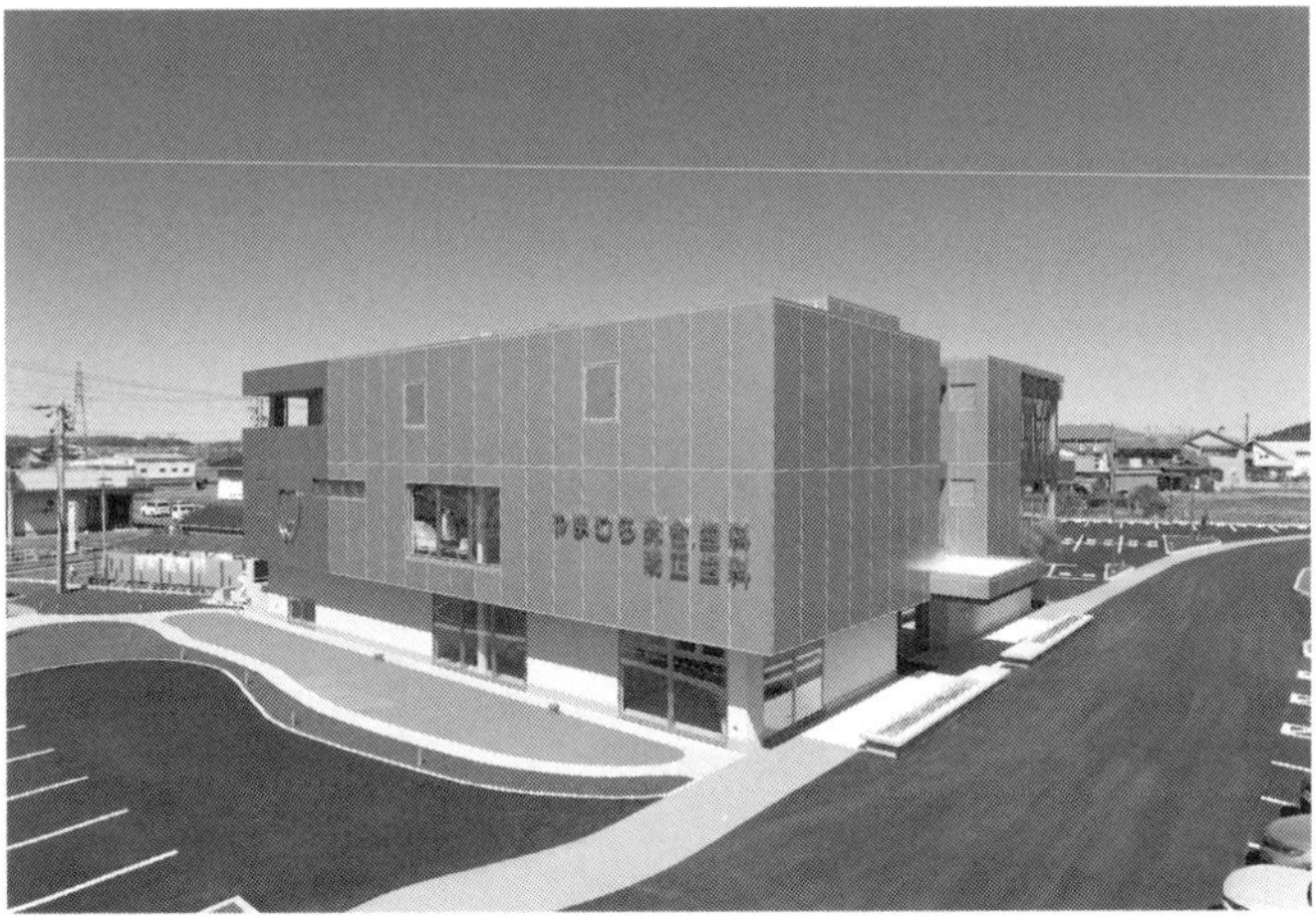

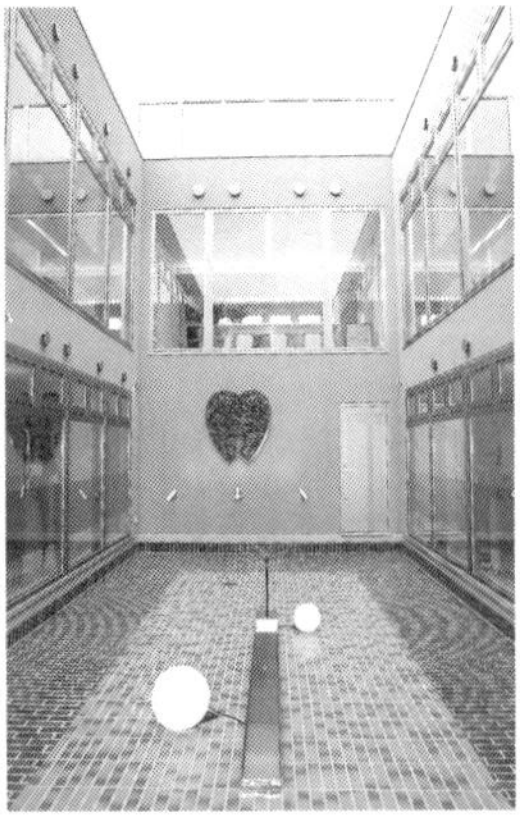

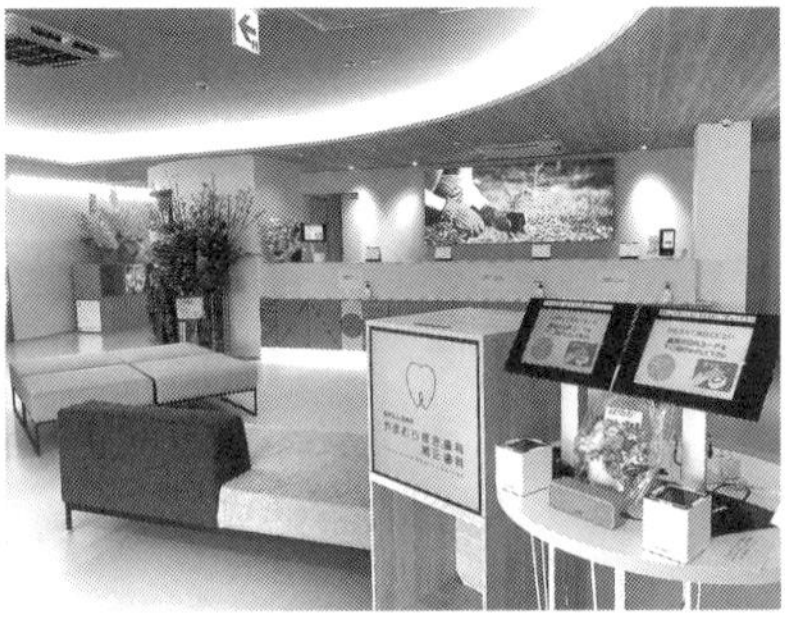

〈著者紹介〉

山村昌弘（やまむら　まさひろ）

1971年岐阜県関市で誕生。その後、父の転勤に伴い愛知県へ。愛知学院大学歯学部卒業後、大型歯科医院に就職。2003年4月やまむら総合歯科・矯正歯科開業。2023年3月日本口育協会歯科医院認定。患者とのコミュニケーションを大切に、不安や恐怖を取り除く治療を心掛けるとともに、最新治療への学びも積極的に行っている。趣味はピアノと映画鑑賞。

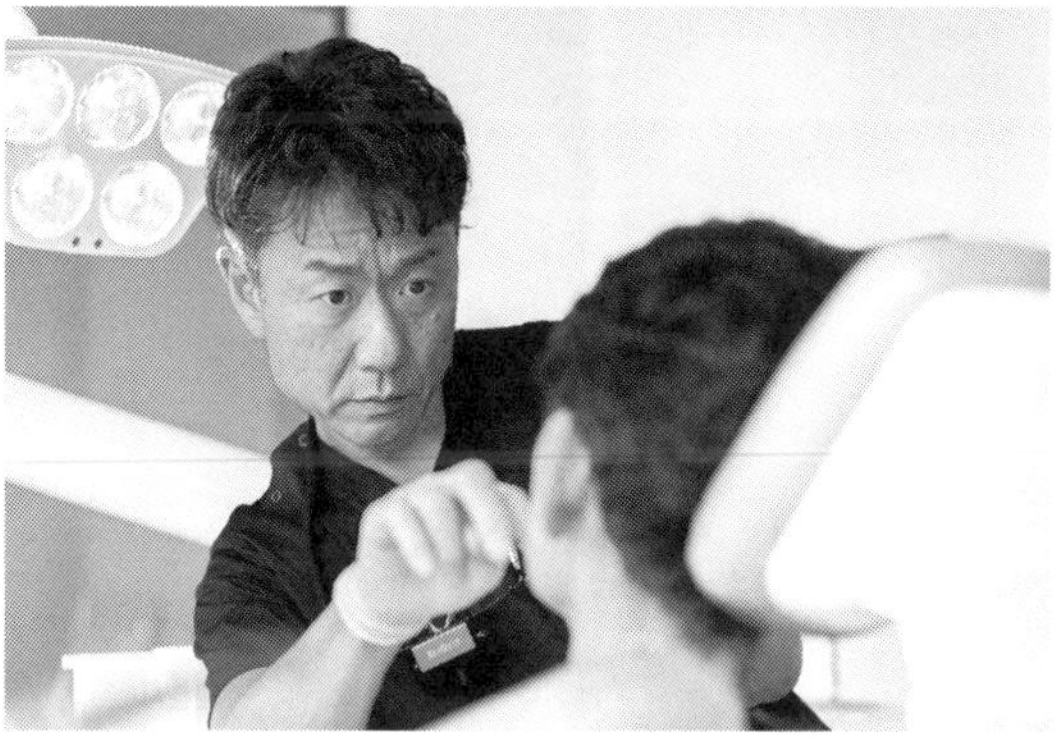

患者さんの健康的な人生を守ることを目指して日々治療と予防に取り組んでいる

本書についての
ご意見・ご感想はコチラ

自信のある子を育てる
お口のトレーニング

2023年8月24日　第1刷発行

著　者　　山村昌弘
発行人　　久保田貴幸

発行元　　株式会社 幻冬舎メディアコンサルティング
〒151-0051　東京都渋谷区千駄ヶ谷4-9-7
電話　03-5411-6440（編集）

発売元　　株式会社 幻冬舎
〒151-0051　東京都渋谷区千駄ヶ谷4-9-7
電話　03-5411-6222（営業）

印刷・製本　中央精版印刷株式会社
装　丁　　野口 萌

検印廃止

Printed in Japan
ISBN 978-4-344-94474-9 C0047
幻冬舎メディアコンサルティングＨＰ
https://www.gentosha-mc.com/